KB182021

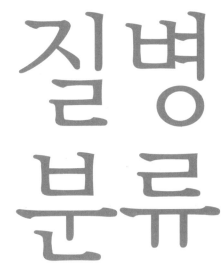

질병
분류

김정임 지음
김영기 감수

군자출판사

질병분류

첫째판 인쇄 2014년 5월 26일
첫째판 발행 2014년 6월 12일

지 은 이 김정임
발 행 인 장주연
편집디자인 한은선
표지디자인 김민경
발 행 처 군자출판사
    등록 제 4-139호(1991. 6. 24)
    본사 (110-717) 서울특별시 종로구 창경궁로 117 (인의동 112-1)동원회관 BD 6층
    전화 (02) 762-9194/5   팩스 (02) 764-0209
    홈페이지 | www.koonja.co.kr

© 2014년, 질병분류 / 군자출판사
본서는 저자와의 계약에 의해 군자출판사에서 발행합니다.
본서의 내용 일부 혹은 전부를 무단으로 복제하는 것은 법으로 금지되어 있습니다.

파본은 교환하여 드립니다.
검인은 저자와의 합의 하에 생략합니다.

ISBN 978-89-6278-891-4
정가 25,000원

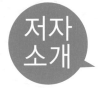

| 김정임 |

연세대학교 보건과학과 학사
연세대학교 보건대학원 보건행정과 석사
99 ' ~ 2011' ㈜메디컬익스프레스 총괄이사 역임
06 ' ~ 09' 겸임교수 역임
現 대한병원코디네이터 이사
現 ㈜신장기술연구소 대표이사
現 (주)MCOSIS 대표이사
現 의무기록사 학원 지엠알에듀 원장
現 이지리서치 연구소장

- 1994년   OCS 기획 및 출시
- 1995년 ~ 2000년   GIS Project 기획 & 설계(도시철도공사, 한국전력, 하나로통신)
- 1999년   인체 해부, 신약, 유전 프로젝트
- 2000년   처방전달시스템 기획 및 설계
  ASP EMR DoctorsChart 기획, 설계 및 출시
  신장내과 ASP EMR DoctorsChart system 기획, 설계 및 출시
- 2002년   일본 동경의학박람회 EMR Chart 기획 및 설계(일본수가 적용)
  ASP EMR DoctorsChart을 이용한 청구교육(한국 EDI 산업협회)
  타니타 체지방 비만 Body Manager 기획, 설계 및 출시
- 2006년   의무기록사 학원 지엠알에듀(www.GMRedu.co.kr) 기획 및 운영
- 2010년   국제학술대회 "The Utilization of waste seashell for H2S removal" 발표
  "혈액투석환자에서 건강관련 삶의 질과 임상적 요인사이의 연관성 연구"
  발표
- 2012년   기업 및 개인 리서치 이지리서치(www.easyresearch.co.kr) 기획 및 운영
  의무기록사 실전모의고사 문제집 출간(군자출판사)
- 2013년   가장 쉬운 해부병리학(군자출판사)

| 김영기 |

연세대학교 의과대학 졸업
세브란스 의과대학 신장내과 학교실 연구강사
신장전문치료 혈액투석센타 개원
現 (주)메디컬익스프레스 대표이사
    제주내과 개원

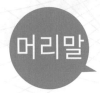

머리말

질병에 따라서 다양한 증상이 따르게 되고 병변이 발생한 부위가 여러 곳에서 발생할 수 있습니다. 이와 같은 질병이나 부상을 분류한 통계를 이용하여 병원, 지역별, 국가별 비교분석하여 효율적으로 의료자원을 사용할 수 있는 밑거름이 되므로 질병분류의 중요성이 높아질 것입니다.

질병분류하는 규칙에 대하여 WHO(World Health Organization)에서 ICD(International Classification of Disease)을 기반으로 사용하도록 권고하고 있습니다.

ICD(International Classification of Disease)를 한국의 실정에 맞게 반영한 것이 KCD(Korean Classification of Disease) 제1권, 2권, 3권으로 구성되어 있습니다. KCD 제3권은 한국어 색인이며 KCD 1권은 영문색인 또한 KCD 2권은 한국표준질병사인분류에 대한 지침을 기술하고 있습니다.

본 지침서는 최신 개정판 KCD 제1권, 제2권, 제3권을 기반으로 하여 질병분류하는 지침을 만들었습니다.

쉬운 용어를 선정하여 이 책을 읽고 현실에서 반영하도록 하였으며 차후 미흡한 부분이 발생시 지속적으로 보충할 것입니다.

자료를 정리하고 검토하는데 도움을 주신 김영기 원장님에게 감사드립니다.

끝으로 이 책을 발간하기까지 많은 노력과 지원을 해주신 군자출판사 사장님과 임직원 및 모든 직원 여러분께 감사드립니다.

2014년 4월

김정임

목 차

제1과 **KCD(Korean Classification Disease)** ································· 01
1. ICD와 KCD 소개 ··· 03
2. ICD와 KCD 기본구조 ································· 05
3. KCD 사용방법 및 참고사항 ····················· 07

제2과 **용어에 대한 정의 및 질병분류 일반원칙** ··············· 13
1. 용어정의 ·· 15
2. 질병분류 일반원칙 ·································· 18

제3과 **수술 검사 및 기타 처치분류** ··································· 27
1. ICD-9에 대하여 ····································· 29
2. 약어 ··· 30
3. 기호 ··· 31
4. 지시어 ·· 34
5. 분류준칙 ··· 35
연습문제 ··· 41

제4과 **21대 각장의 분류준칙** ··· 43
I. 감염성 및 기생충질환(A00~B99) ·············· 45
연습문제 ··· 52
II. 신생물 ·· 53
연습문제 ··· 67
III. 혈액 및 조혈기관질환 ···························· 69
연습문제 ··· 71

목 차

Ⅳ. 내분비 질환 ·· 73

연습문제 ·· 77

Ⅴ. 정신 및 행동장애 ·· 79

연습문제 ·· 84

Ⅵ. 신경계통 질환 ·· 86

연습문제 ·· 91

Ⅶ. 눈질환 ·· 93

연습문제 ·· 97

Ⅷ. 귀질환 ·· 99

연습문제 ·· 101

Ⅸ. 순환기계통의 질환 ··· 103

연습문제 ·· 111

Ⅹ. 호흡기계통의 질환 ··· 113

연습문제 ·· 117

Ⅺ. 소화기계통의 질환 ··· 119

연습문제 ·· 125

Ⅻ. 피부질환 ·· 127

연습문제 ·· 131

ⅩⅢ. 근골격계 질환 ·· 133

연습문제 ·· 137

ⅩⅣ. 비뇨생식기 질환 ··· 139

연습문제 ·· 143

ⅩⅤ. 임신, 출산 및 산후기 ·· 145

연습문제 ·· 157

목 차

XVI. 출산전후기에 기원한 특정 병태 ·················· 159

연습문제 ·················· 164

XVII. 선천성 질환 ·················· 166

연습문제 ·················· 170

XVIII. 달리 분류되지 않은 검사 이상소견 ·················· 172

연습문제 ·················· 176

XIX. 손상, 중독, 외인 ·················· 178

연습문제 ·················· 192

XX. 질병 이환 및 사망의 외인 ·················· 194

연습문제 ·················· 200

XXI. 보건서비스에 영향을 주는 요인 ·················· 202

연습문제 ·················· 208

부록 **연습문제 해답** ·················· 213

참고문헌 ·················· 217

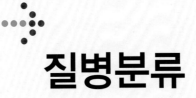

질병분류

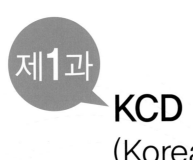

제1과

KCD
(Korean Classification
Disease)

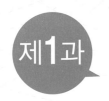

KCD(Korean Classification Disease)

1. ICD와 KCD 소개

ICD(The International Statistical Classification of Disease and Related Health Problems)는 국제질병 사인분류라고 하며 국제질병분류라고 줄여서 부르기도 한다.

국제질병분류는 인간의 건강을 관리하고 처치를 목적으로 질환에 대하여 정의한 것이다. 이러한 분류는 질병과 사망을 포함하여 여러 형태에 따라 기록된 자료를 분류하고 임상병리학적 목적으로 세계 보건기구 회원국 간 국가별 질병 감염과 사망에 관한 통계자료를 제공한다.

ICD는 세계보건기구(WHO)에서 발표하는 인간의 질병과 사망 원인에 관한 표준 분류 규정자료이다.

세계보건기구는 1948년 ICD 6차 개정판부터 참여를 시작으로 1893년부터 질병통계 작성을 위한 국 제적인 분류체계를 설정하고 질병이 발생하는 원인을 포함해서 발표하였다. 1990년 5월 세계보건총회 43개 국가에서 ICD-10이 인정되었고 1994년에는 세계보건기구 회원국들이 사용하기 시작하였다.

매 10년 주기의 개정원칙에 따라 세계적인 의학 발전을 위하여 국제질병분류를 개정하였다. 1992년 10차 개정인 ICD-10 이후부터는 매년 ICD-10을 업데이트 하는 것으로 정하였다.

각 회원국들은 WHO 헌장 및 세계보건총회 협약에 의하여 국제질병분류 체계에 따라 보건 관련 통 계를 작성. 공표하고 있으며 우리나라도 질병 및 사인에 관한 통계를 작성하여 보고하고 있다.

WHO에서 제정한 국제질병분류 체계를 기반으로 하여 국제간의 비교를 위하여 우리나라에서는 한 국표준 질병 사인분류를(KCD)를 개발하여 쓰고 있다.

한국표준질병사인분류는 의무기록 자료를 기반으로 사망원인에 대한 통계조사와 유사성 있는 자료 끼리 모아서 체계적으로 분류한 것이다. 이러한 분류를 하는 이유는 보건의료 현상을 파악하여 표준화 된 기준을 적용함으로써 일관성 및 비교성있는 자료를 갖추기 위함이다.

한국표준질병사인분류 체계는 대분류, 중분류, 소분류, 세분류, 세세분류로 분류하였으며 전신을 침 해할 수 있는 질환, 전신병적 질환, 인체를 해부학적으로 나눈 질환군, 분만 및 신생아 질환, 기타분류 를 하였다.

KCD 연혁

1938년 제4차 개정 국제사인표(1929)를 채택하여 인구동태조사를 시작으로 8.15 해방까지 사용하였다.

1945년 8.15 이후 미군정하에서 제 5차 개정 국제사인표(1938)를 번역하여 사용하고 1949년 공보처에서 제 6차 개정 국제질병사인표(1948)를 번역하던 중 1950년 6.25 전쟁으로 소실되었다.

1952년 11월 서태평양기구 보건 및 인구동태통계회의(일본 도쿄)에서 WHO 권고안을 한국실정에 가미하여 최초 한국사인상해 및 질병분류 제정하게 되었다.

KCD 개정

- **한국표준질병사인분류 제1차 개정** : 국제질병분류(1968)에 근거하여 경제기획원 조사통계국(통계청 전신)에서 각종 표준 분류의 제정 및 개정업무를 관장하게 되어 1973년 1월 1일부터 시행하게 되었다.
- **한국표준질병사인분류 제2차 개정** : 제29차 세계보건총회에서 결정된 제9차 개정인 국제질병분류(ICD)를 조사통계국에서 개정하여 1979년 1월 1일부터 시행하였다.
- **한국표준질병사인분류 제3차 개정** : ICD-10 이후부터 매 10년 주기의 개정 원칙에 따라 제43차 세계보건총회에서 제10차 국제질병분류를 개정하였으며 WHO 각 회원국에 적용하도록 권고하여서 우리나라는 1995년 1월 1일부터 시행하였다.
- **한국표준질병사인분류 제4차 개정** : 세계보건기구(WHO)에서 제10차 국제질병분류를 수정하여 WHO 각 회원국에 적용하도록 권고하여 2003년 1월 1일부터 시행하였다.
- **한국표준질병사인분류 제5차 개정** : WHO에서 ICD-10의 업데이트 내용(98~05년)을 KCD에 반영하였다. 신생물 형태분류를 ICD-O-3판 기준에 적용하여 KCD와의 상응체계를 정비하여 2008년 1월 1일부터 시행하였다.
- **한국표준질병사인분류 제6차 개정** : WHO에서는 ICD-10의 최신 업데이트 내용(06~08년)을 반영하여 질병분류 용어에 대한 변경사항을 반영하는 것으로 개정하였다. 이러한 개정은 한국표준질병사인분류 전문가위원회의 자문을 거쳤으며 보건복지부, 대한의학회 등 여러 관련 기관 및 이용자의 의견을 수렴하였고 최종적으로 국가통계위원회의 심의를 통하여 확정되었다.

KCD 개정방향

국제질병분류(ICD)를 우리나라 실정에 맞도록 국내 300대 다빈도 질병 분류를 세분화하였으며 국제간의 질병 및 사인에 대한 비교성을 위하여 3단위 분류까지는 국제질병분류(ICD)의 원칙에 의하며 2006년부터 2008년까지의 WHO에서 권고한 ICD-10 업데이트된 내용을 반영하였다.

한국표준질병 사인

○ 1973년 한의분류 제정

○ 1979년 한의분류 제1차 개정

○ 1995년 한의분류 제2차 개정

○ 2009년 한의분류 제3차 개정(현재 시행)

○ 2010년 제6차 개정 한국표준질병사인분류에 포함

○ 한의변증과 한의병명가운데서 연계가 확실하지 않은 상병은 U코드를 이용하여 분류

- 한의병명코드 : U20-U33

- 한의병증코드 : U50-U79

- 사상체질병증코드 : U95-U98

2. ICD와 KCD 기본구조

ICD 구성

제1권 : 번호순서별 일람표

1. 서론

2. 3단분류 항목 분류표(A00~Z99)

3. 4단분류 항목 분류표(A00.0~Z99.9)

4. 신생물 형태학적 분류(M800/0~M9989/1)

5. 사망 및 질병의 특수제표

6. WHO 용어정의

7. 명명법에 관한 규칙

제2권

1. 서론

2. ICD의 개요

제3권 : 제1권 이용을 위한 알파벳 순서별 색인

- 질병 및 상해의 색인표

- 상해의 외인 색인표

- 약품 및 화학물질 색인표

KCD 구성

제1권 : 알파벳 순서로 되어있으며 진단명을 통계학적으로 분류하고 집계할 수 있다.

1. 해설
   개정 필요성
   제6차 개정 주요내용
   한국표준질병사인분류 개요
   기타 참고사항
2. 3단위숫자 항목 분류표
3. 4단위숫자 항목 분류표
4. 신생물의 형태분류
5. 사망 및 질병의 특수제표용 분류표
6. 정의
7. 명명법에 관한 규칙

제2권 : 사용지침서

제3권 : 제1권의 분류항목을 가나다 순서로 배열한 색인
1. 일반사항
   배열 및 분류원칙
   약어 및 기호
2. 색인
   질병 및 손상의 성질
   손상의 외인
   약물 및 화학물질표

★ 본분류(A00~Z00)

A00~Z00까지 전염성 질환, 체질적인 질환, 전신적 질환, 국소 질환, 손상 등을 포함하여 분류하였다.

- 특정 감염성 및 기생충성 질환	A00~A99, B00~B99
- 신생물	C00~C97, D00~D48
- 혈액 및 조혈기관의 질환과 면역메커니즘을 침범하는 특정 장애	D50~D89
- 내분비. 영양 및 대사 질환	E00~E90
- 정신 및 행동 장애	F00~F99
- 신경계통의 질환	G00~G99
- 눈 및 눈 부속기의 질환	H00~H59
- 귀 및 유돌의 질환	H60~H95
- 순환계통의 질환	I00~I99

- 호흡기계통의 질환	J00~J99
- 소화기계통의 질환	K00~K93
- 피부 및 피하조직의 질환	L00~L99
- 근육골격계통 및 결합조직의 질환	M00~M99
- 비뇨생식기계통의 질환	N00~N99
- 임신, 출산 및 산후기	O00~O99
- 출생전후기에 기원한 특정 병태	P00~P96
- 선천기형, 변형 및 염색체 이상	Q00~Q99
- 달리 분류되지 않은 증상 징후와 임상 및 검사의 이상 소견	R00~R99
- 손상 중독 및 외인에 의한 특정 기타 결과	S00~S99, T00~T98
- 질병이환 및 사망의 원인	V01~V99, W00~W99, X00~X85, Y00~Y98
- 건강상태 및 보건서비스 접촉에 영향을 주는 요인	Z00~Z99
- 특수목적코드	U00~U99

3. KCD 사용방법 및 참고사항

KCD 참고사항

① include 포함
- 포함에 나열된 질병을 포함하여 코딩이 가능하다는 의미이다.

예 Anthrax 탄분증

Includes : Infection due to Bacilitus   포함 : 탄저균에 의한 감염

탄분증인 경우 A22로 코딩이 가능하지만 탄저균에 의한 감염도 A22로 코딩이 가능하다

- 포함에 질병에 대한 해부학적 부위를 나타내는 경우도 있다.

예 Other Disease of Anus and Rectum 항문 및 직장의 다른 질환

Includes : Anal canal   포함 : 항문관

② Excludes 제외

분류항목명으로 보아 질병들이 그 항목으로 분류되어야 할 것으로 생각되지만 Excludes(제외)에 해당되는 경우에는 Excludes 코드로 코딩한다. 현재 분류한 질병분류 코드에서 제외되어 다른 코드로 코딩하라는 의미이다. 즉 현재 코드로 분류할 것으로 생각되어지지만 다른 내용으로 분류하라는 것이다.

예 Perforation of intestine(Nontraumatic) 장의 천공(비외상성)   K63.1

　　Excludes : Perforation (Nontraumatic) of appendix

　　제외 : 충수의 천공(비외상성) K35.0

③ 괄호 ( )

부여될 코드에 영향을 미치지 않고 보충적인 단어를 묶는데 사용된다. 괄호 안의 용어가 앞에 있는 병태를 보충하는 수식어로 질병분류에 아무런 영향을 주지 않는다.

예 결핵증(건락성)(변성)(괴저)(괴사)   A16.91

결핵증, 건락성 결핵증, 변성 결핵증, 괴저 결핵증, 괴사 결핵증 모두 A16.91으로 코딩한다.

④ 각괄호 [ ]

뜻이 같은 동의어 또는 내용을 잘 알 수 있도록 설명을 나타내는데 사용한다. 질병에 대하여 다른 질병도 참조해야 할 경우 사용할 수도 있다.

예 골관절염[관절증도 참조]

⑤ 콜론 :

포함 및 제외 문구 뒤에 사용되며 콜론 뒤에 쓰여진 질병명들이 질병분류 코드를 결정하는데 중요한 요소가 된다.

예 Hereditary leukomelanopathy   유전성 백반흑색병증

　　Excludes : Chediak(-Steinbrinck)-Higashi

　　제외 : 체디아크(-스타인브링크)- 허가시 증후군

⑥ 중괄호 { }

항목이 나열된 것을 묶어주는 역할을 한다.

예 G20 Parkinson' s Disease   파킨슨 병

　　Idopathic ┐   특발성

　　　　　　 ├ NOS

　　Primary ┘   원발성

⑦ NOS

달리 명시되지 않은(Not Otherwise Specified)의 약어로 완전하게 상세불명으로 모르는 경우 4단위에 .9로 코딩한다.

예 Ataxia,   NOS   G11.9

　　운동실조 NOS

⑧ NEC

달리 분류되지 않은(Not Otherwise Classified)의 약어로 진단명을 보면 내용을 알 수도 있으나 질병분류를 분류하지 않은 것이다. 주로 .8을 4단위에 코딩한다.

예 Other dystonia   G24.8

　　기타 근긴장이상

⑨ And

영어에서는 같은 성질의 것을 대등하게 연결을 하며 '와' 또는 '을' 의미한다.

예 Postinfections encephalitis and encephalomyelitis   G04.8

　　감염후성 뇌염 및 뇌척수염

⑩ ◖

한국고유코드

⑪ #

암의 형태가 편평상피세포 암종, 표피모양 암종인 경우에는 암이 발생한 해부학적 부위의 피부 악성 신생물(암)로 분류한다. 암의 형태가 유두종일 경우 그 부위의 신생물은 암이 발생한 해부학적 부위의 피부 양성 신생물로 분류한다.

⑫ ◇

암의 형태가 뼈에 생기지 않는 암종과 샘암종은 명시되지 않는 원발부위에서 전이된 것으로 간주하여 C79.5로 코딩한다.

예 Carcinoma of ischium   C79.5

　　궁둥뼈의 암종

⑬ _ 대쉬(dash)

3단위 분류 외에 4단위 분류항목이 있으니 찾아서 분류하라는 의미이다.

KCD 사용방법(찾는 방법)

① 질병에 대하여 진단적 용어를 모두를 표현한다는 것은 불가능하므로 제1권을 기본분류 수단으로 사용한다.

② 제3권과 제1권의 내용이 다른 경우에는 제1권의 내용을 우선으로 한다.

③ 색인을 사용하여 분류는 가능하지만 분류코드가 명확하지 않는 경우 제1권의 분류항목 및 "포함", "제외", "주"의 내용을 확인하여 색인을 한 분류번호와 확인을 한다.

④ 코딩을 할 때는 먼저 제3권에서 찾은 후 반드시 1권 가서 확인한다.

경우에 따라서 4단위 또는 5단위로 분류를 해야 하는 질병도 있으며 3권에서 찾은 질병이 4단위로 찾아졌지만 1권에 가보면 5단위로 분류된 것이 있다.

예 Rheumatoid bursitis of wrist joints

손목관절에 류마티스 윤활낭염

제3권에서 윤활낭염 ➡ 류마티스 ➡ M06.2로 되어있다. 제1권 가서 확인을 하면 M06은 해부학적 부위를 참조하라고 되어있다. 5단위 분류를 하라는 의미이다. 해부학적 부위가 나온 페이지를 가서 참조하여 코딩한다. 해부학적 부위가 기술된 페이지의 내용은 다음과 같다.

0. 다발부위
1. 어깨부분
　쇄골　　　　　견쇄관절
　　　　　　　　어깨관절
　견갑골　　　　흉쇄관절
2. 위팔
　상완골　　　　팔꿈치 관절
3. 아래팔
　요골　　　　　손목관절
　척골
4. 손
　수근골
　손가락
　중수골
5. 골반부분 및 대퇴
　엉덩이　　　　고관절
　대퇴골　　　　천골장골관절

6. 아래다리
    비골   무릎관절

    경골

7. 발목 및 발
    종족골   발목관절

    족근골   발의 기타관절

    발가락

8. 기타부분
    머리

    목

    늑골

    두개골

    몸통

    척추

9. 상세불명부위

    손목관절에 류마티스 윤활낭염이 발생하였으므로 M06.2에 5단위 분류하는 위치에 손목관절을 나타내는 M06.23으로 코딩한다. 즉 코딩을 하는 순서는 제3권 색인 ➜ 제1권 확인 ➜ 코드번호를 부여해주어야 한다.

질병분류

제2과

용어에 대한 정의 및
질병분류 일반원칙

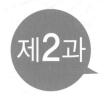

용어에 대한 정의 및 질병분류 일반원칙

1. 용어정의

★ **분류(Classification)** : 같은 기준이나 종류별로 나누어 놓은 것이다.

질병에 대하여 일정한 기준에 의하여 어떤 하나로 정하는 것이다.

★ **질병** : 신체적 기능이 비정상적으로 된 상태 또는 인체에 대하여 인위적으로 일으킬 수 없는 이상상태로 만드는 것을 의미한다. 인체의 구성요소들 간의 균형이 깨진 것이다.

★ **질병분류** : 질병이 원인이 어느 부위에 가서 자리를 잡는가에 따라 질병이 생기는 부위가 달라지고 종류가 달라진다. 질병이 특정부위에 생기는 현상에 대하여 일정한 기준이나 원칙에 의하여 질병을 분류해 놓은 것이다.

질병분류의 목적

① 보건의료정보를 DataBase화하여 효율적으로 관리하며 색인을 이용하여 통계자료를 용이하게 작성한다.

② 질병, 손상, 사인, 수술의 양상이나 구조를 파악한다.

③ 국제간의 질병의 양상을 파악하고 비교 연구한다.

④ 의학연구의 기초자료 및 의료의 질 평가

⑤ 국가의 보건정책 수립

⑥ 병원운영에 필요한 자료

질병분류의 역사

① Hippocrates : 4체액설(혈액, 흑담즙, 황담즙, 객담) 분류가 최초의 질병분류가 되었다.

② 17세기 Captain John Grant : 통계적 개념으로 질병을 분류하여 질병 및 사망 통계발표 하였다.

③ 1837년 William Farr : 해부학적 부위에 따라서 질병을 분류하였다.

④ 1893년 Dr.Jacques Bertillon : 사인분류안 발표(시카고 국제통계연구소)하였고 10년마다 개정판 발표하였다.

⑤ ICD : 1948년 6차 개정(프랑스와 WHO주관), 1957년 7차 개정, 1968년 8차 개정, 1975년 9차 개정, 1992년 10차 개정하였다.

★ Coding : 자료에 대하여 기호를 부여하는 것을 말한다.

질병이나 처치에 대한 Coding을 한다는 것은 일정한 규칙에 의하여 질병이나 처치를 나타내는 기호로 부여하여 주는 것을 의미한다.

★ 진단명 : 의사가 환자의 병이나 증상을 살피기 위하여 일정한 순서에 의하여 현병력, 과거력, 가족력을 파악하고 문진, 시진, 촉진, 타진, 청진 및 이학적 검사 등 다양한 임상검사를 통하여 나타난 결과로 적절한 처치를 위하여 병상 및 병명을 진단하는 것을 의미한다.

★ 최종진단 : 특정 질병에 대한 확진검사를 통하여 100% 병이 확실하다는 것을 확인한 경우 내리는 진단을 말한다.

★ 주진단 : 환자가 입원을 하게 된 주원인이 되는 진단을 의미한다.

  ㉔ 심한 복통과 설사를 동반한 환자가 장염으로 진단되어 입원하였다.

  병원에 입원하여 여러 검사 결과 고혈압이라는 진단을 받게 되었다.

  주진단은 장염이 되고 최종진단은 고혈압이 된다.

★ 병터(병변) : 인체 조직에 병적변화를 일으키는 자리를 의미한다.

★ 감염성 : 병원체가 인체의 몸 안에 들어가 증식하여 인체 조직에 감염을 일으키는 것을 의미한다.

★ 합병증 : 한 질환에 관련되어 일어나는 다른 질환을 의미한다.

  ㉔ 당뇨병 환자에게 망막증이 발생한 경우

★ 후유증 : 질병을 치료가 완료된 이후 질병이 생긴 것을 의미한다.

  ㉔ 뇌졸증이 발생한 이후 편측마비나 실어증이 발생한 경우

  교통사고 이후 만성 목통증

★ 급성 : 4주 이내 질병의 증세가 빠르게 나타나는 것

★ 만성 : 4주 이상 질병의 증세가 지속되는 것

★ 신생물 : 정상적인 세포가 변이의 과정을 통하여 생기는 종양세포로 세포 증식한 것이 비정상적으로 커진 덩어리를 말한다.

★ 선천성 질환 : 태어나면서 질병을 가지고 태어난 것을 말한다.

★ 후천성 질환 : 살아가면서 환경이나 잘못된 생활습관에 의하여 질병이 생기는 것을 말한다.

★ **산후기** : 출산으로 인한 상처가 완전히 치유되고 자궁 및 신체가 원래의 상태로 회복되기까지의 기간을 의미하여 산후 6주~8주를 의미한다.

★ **조산(조기분만)** : 임신 20주를 지나 37주 이전의 분만을 의미하며 골반 및 하복부 압박증상, 생리통 같은 통증, 질출혈, 무색분비물이 증가된 증상을 보인다.

★ **미숙아** : WHO 기준에 의하여 37주 미만, 259일 미만에 태어난 아기를 미숙아 또는 조산아라고 한다. 출생 체중을 기준으로 할 때 2,500g 미만인 경우 저체중출생아(Low Birth Wreight), 1,500g 미만인 경우 극소 저체중출생아(Very Low Birth Weight), 체중이 1,000g 미만은 초극소 저체중출생아(ExtremelyLow Birth Weight)라고 한다.

★ **주산기** : 신생아를 분만한 전후의 시기를 의미하며 임신 20주 이상 또는 신생아를 분만한 체중이 500g 이상으로 생후 28일까지를 의미한다.

★ **조혈기관** : 혈액 속에 혈구를 만들어지는 기관을 말한다.

★ **면역기전** : 몸 안에 들어온 항원에 대하여 항체가 만들어지는 것을 의미한다.

★ **심인성** : 질병의 원인이 기질적인 것이 아닌 정신 혹은 심리적 요인에 의한 현상을 말한다.

★ **기능부전** : 우리의 인체조직에 세균이 감염되거나 중독 또는 순환장애 등이 원인으로 조직의 기능이 저하된 상태를 말한다.

★ **기능상실** : 우리의 인체조직에 세균이 감염되거나 중독 또는 순환장애 등이 원인으로 조직의 정상적인 기능을 잃어버린 것을 의미한다.

★ **오용** : 개인적으로 판단을 하여 용량이나 용도를 잘못 알고 부적절하게 사용하는 것을 의미한다.

　　例 무좀에 스테로이드 연고를 바를 때

★ **남용** : 복용했을 때 위험이나 부작용을 생각하지 않고 무분별하게 과다하게 사용하는 경우를 의미한다.

　　例 살빼는 약 복용

★ **과용** : 증상이나 질병을 치료하기 위하여 약물을 대량으로 장기간 복용하는 경우를 말한다.

★ **외인** : 외부에서 인체에 작용하여 질병을 일으키는 요인를 의미한다.

★ **기왕력** : 진료를 받는 현재까지 걸렸던 질병이나 외상 등을 의미한다.

★ **DOA** : Death On Arrival 병원에 도착하자마자 환자가 사망하는 것

★ **중독** : 인체 기능에 해로운 영향을 주는 물질에 노출되는 경우 발생하며 중독의 원인으로는 약물, 농약, 공업용 약품. 식물이나 동물에 의한 독이나 산과 알칼리 등의 부식물질 및 가스중독과 세균중독 등이 있다. 주로 약물에 의한 중독이 많으며 알코올이나 수면제, 진통제, 항응고제 등이 문제가 된다.

★ **개방성** : 인체의 손상이 상처가 나서 찢어지거나(열상) 또는 골절이 되어 뼈가 밖으로 튀어나온 상태를 질병분류할 때 개방성이라고 한다.

★ **불유합(Nonunion)** : 개방성 골절, 분쇄골절, 골절부위의 감염이나 병적골절 등의 원인으로 골절부

위에 혈액순환이 안 좋을 때 골절의 치유과정이 중단되어 골절 유합이 안된 상태를 의미한다.

★ **부정유합(Malunion)** : 골절이 된 골편이 유합되어야 할 해부학적 위치에 유합된 것이 아니라 비정상적인 위치에 골유합이 되는 것을 의미한다.

★ **부작용** : 의사의 처방에 의하여 용량대로 복용하거나 외용한 경우에 어떤 약의 성분이 질병의 치료에 도움이 되지 않고 인체에 해로운 작용을 미쳐서 증상이 나타나는 것을 의미한다.

★ **보균자** : 환자가 병원체를 가지고 있으면서 질병의 증상에 대하여 외견상 아무런 증세가 나타나지 않는 사람을 의미한다.

2. 질병분류 일반원칙

① 질병분류를 할 때는 가장 알맞은 용어를 선택하여 코딩해야 한다.

1권에 가서 질병명에 "**포함, 제외, 괄호속의 내용, ~ 참조**"의 내용을 잘 파악하여 코딩한다.

② KCD 제3권 색인체계

질병명

- 해부학적 부위, 급성, 만성

--합병증 동반여부

---원인균

위와 같이 질병명이 주된 용어로 구성되어 있고 대쉬(-) 밑에 질병명에 대한 수식어가 위치한다.

③ 대쉬(_)

3권에서 질병명으로 찾은 경우 3단위 분류만 있고 4단위 자리에 대쉬가 있는 경우에는 4단위를 1권으로 가서 참조하여 코딩한다.

예) Burn   화상

- wrist   - 손목 및 손   T23._

1권 가서 참조하여 적당한 코드로 분류한다.

④ 질병에 대한(3단위) 합병증 또는 주된 증상들이 공통적으로 적용될 때는 증상에 대한 4단위와 5단위 분류를 1권 가서 확인하여 코딩한다.

예) Insulin-dependent diabetes melitus with polyneuropathy

다발성 신경병증을 동반한 인슐린 의존성 당뇨병

→ 3권에서

Polyneuropathy 신경병증

- 당뇨병성(E10~E14)의 4단위 분류.4도 참조

　　　└→　1권 가서 확인한다.

당뇨병성은 3단위 분류 E10~E14 중에서 선택하고 1권에 가서 다발성 신경병증을 합병증으로 가지고 있으므로 .41으로 번호를 부여한다.

⑤ 두 가지 또는 그 이상의 증세나 질병을 포함하는 질병코드가 있다면 그 번호로 코딩을 하며 두 가지 각각에 대하여 질병분류하지 않는다.

　예 Hypertensive heart and renal disease with heart failure　　I13.0

　　심부전을 동반한 고혈압성 심장 및 신장질환

⑥ 질병에 대하여 3단위 분류만 되어 있는 경우에는 3단위로 코딩하고 4단위로 분류된 경우에는 4단위로 분류한다.

　예 I10　　Essential Hypertension　　본태성 고혈압

　　I10.0　Benign Hypertension　　양성 고혈압

　　I10.1　Maligant Hypertension　　악성 고혈압

⑦ "Rule out + 질병명이나 증세"는 의사가 확실한 진단명이 나오기까지 모두 R/O을 붙이는데 어떤 질병이 아닌가 싶은 의사의 생각을 적은 것이다.

　이러한 경우 확진을 내린 것으로 간주하여 질병분류한다.

　예 Rule out, Acute Cholecystitis　　　　　　K81.0

　　의증, 급성 담낭염

⑧ 의사의 진료차트에 "Acute"(급성), "Chronic"(만성)이 동시에 기재되어있는 경우 질병분류를 할 때는 주된 병태는 급성으로 간주되며 **급성과 만성 모두 분류**한다.

　예 Acute and Chronic Nasopharyngitis　　　　J00, J31.1

　　급성과 만성의 코인두염

⑨ 응급수술 후 입원 또는 입원기간 동안에 수술을 한 경우에는 진단명과 수술 처치명을 분류한다.

　예 Post TJR(Total joint Replacement) state due to degenerative arthritis

　　퇴행성관절염 때문에 인공관절치환술 후 상태

　　진단명 : degenerative arthritis

　　수술명 : TJR(Total joint Replacement)

⑩ 과거력, 가족력 또는 검사결과 환자에게 치료가 필요하지 않은 경우 병원에 온 기록을 남기기 위하여 Z 코드로 분류한다.

例 3년 전 관절염으로 약물치료를 함

Arthritis   Z87.3

⑪ 의무기록에 서로 다른 질병명이나 증상을 기재하여 놓은 경우 각각 모두 분류한다.

例 Senile incipient Right Cataract And Acute perichondritis   H25.00, H61.00

우측의 노년성 초기 백내장과 급성 연골막염

Severe Abdominal Pain, Heartburn, Halitosis   R10.0, R12, R19.6

중증의 복부통증, 속쓰림, 구취증

⑫ 어떤 질병을 앓고 난 뒤에도 남아있는 병적인 증상을 후유증이라고 한다.

후유증은 의무기록에 "Sequelae, old, no longer present, late effect" 라고 표현되기도 한다.

후유증과 현재 질병이 있는 경우에는 **현재 질병을 주진단으로 하고 후유증은 부진단으로** 질병분류한다.

例 gait disturbance and dizziness late effect cerebellar hemorrhage

소뇌출혈의 후유증으로 인한 보행장애와 어지러움증

⑬ 이원분류

♣ 병의 원인과 증상에 따른 이원분류가 되어 있다. 이원분류되어 있을 때 병의 원인† 증상 또는 해부학적 부위*로 표현된다. 이원분류는 항상 검표가 앞에 오고 별표가 뒤에 온다.

질병원인† 질병발생부위*

별표번호는 단독부여가 불가능하며 검표번호가 주된번호가 된다.

例 Tuberculous peritonitis   A18.30 † K67.3*

결핵성 복막염

♣ 검표와 별표가 분류되어 있는 제목분류항 아래에 나열된 질병항목에 별다른 표시가 없으면 같은 검표와 별표번호로 분류한다.

例 Retroperitoneal Tuberculosis   A18.32 † K93.0*

Tuberculosis of Mesenteric gland and retroperitoneal(Lymph nodes)

후복막 결핵

장간막 림프절 및 후복막(림프절)의 결핵

♣ 제목분류항에 검표가 있고 별표가 제목분류항 아래에 위치한 경우 질병이 발생한 해부학적 부위에 따라 분류한다.

　　예 A18.02 † Tuberculosis of other bone   기타 뼈의 결핵
　　　　　　　Mastoiditis(H75.0*)   　　　　유양돌기염
　　　　　　　Necrosis of bone(M90.0*)   　뼈의 괴사

♣ 제목분류항에는 검표와 별표가 없지만 제목 분류항 아래 질병명에 별표가 있으면 제목분류항의 질병에 검표를 하고 별표를 한다.

　　예 A18.5 Tuberculosis of eye   　　　눈의 결핵
　　　　　Chorioretinitis + (H32.0*)   　맥락망막염
　　　　　Episcleritis + (H19.0)   　　　상공막염

♣ 제1권에는 검표와 별표가 없지만 제3권에 검표와 별표가 있다면 제3권에 있는 대로 분류한다.

♣ 항상 검표와 같이 분류되어야 할 별표항목(외울 필요는 없고 참고하도록 한다).

D63* 달리 분류된 만성질환에서의 빈혈	D77* 달리 분류된 질환에서 혈액 및 조혈기관의 기타장애
E35* 달리 분류된 질환에서의 내분비 장애	E90* 달리 분류된 질환에서의 영양 및 대사장애
F00* 알츠하이머에서의 치매	F02* 달리 분류된 질환에서의 치매
G01* 달리 분류된 세균성 질환에서의 수막염	G02* 달리 분류된 기타 감염성 및 기생충 질환에서의 수막염

G05* 달리 분류된 질환에서의 뇌염, 척수염 및 수막염

G07* 달리 분류된 질환에서의 두개강내 및 척추내 농양 및 육아종

G13* 달리 분류된 질환에서의 일차적으로 중추신경계통에 영향을 주는 계통성 위축

G22* 달리 분류된 질환에서의 파킨슨증	G26* 달리 분류된 질환에서의 추체외로 및 운동장애

G32* 달리 분류된 질환에서의 신경계통의 기타 퇴행장애

G46* 뇌혈관질환에서의 뇌의 혈관증후군	G53* 달리 분류된 질환에서의 뇌신경장애
G55* 달리 분류된 질환에서의 신경뿌리 및 신경총압박	G59* 달리 분류된 질환에서의 단일신경병증

G63* 달리 분류된 질환에서의 다발신경병증

G73* 달리 분류된 질환에서의 근육신경이행부 및 근육의 장애

G94* 달리 분류된 질환에서의 뇌의 기타장애	G99* 달리 분류된 질환에서의 신경계통의 기타장애
H03* 달리 분류된 질환에서의 눈꺼풀 장애	H06* 달리 분류된 질환에서의 눈물기관 및 안와의 장애
H13* 달리 분류된 질환에서의 결막의 장애)	H19* 달리 분류된 질환에서의 공막 및 각막의 장애

H22* 달리 분류된 질환에서의 홍채 및 섬모체의 장애

H28* 달리 분류된 질환에서의 백내장 및 수정체의 기타장애

H32* 달리 분류된 질환에서의 맥락망막장애　　　H36* 달리 분류된 질환에서의 망막장애

H42* 달리 분류된 질환에서의 녹내장　　　H45* 달리 분류된 질환에서의 유리체 및 안구의 장애

H48* 달리 분류된 질환에서의 시신경 및 시각로의 장애

H58* 달리 분류된 질환에서의 눈 및 눈 부속기의 기타장애

H62* 달리 분류된 질환에서의 외이의 장애　　　H67* 달리 분류된 질환에서의 중이염

H75* 달리 분류된 질환에서의 중이 및 유동의 기타장애 H82* 달리 분류된 질환에서의 형기증후군

H94* 달리 분류된 질환에서의 귀의 기타장애　　　I32* 달리 분류된 질환에서의 심낭염

I39* 달리 분류된 질환에서의 심내막염 및 심장판막장애

I41* 달리 분류된 질환에서의 심근염　　　I43* 달리 분류된 질환에서의 심근병증

I52* 달리 분류된 질환에서의 기타심장장애　　　I68* 달리 분류된 질환에서의 뇌혈관장애

I79* 달리 분류된 질환에서의 동맥, 세동맥 및 모세혈관 장애

I98* 달리 분류된 질환에서의 신경계통의 기타장애　J17* 달리 분류된 질환에서의 폐렴

J91* 달리 분류된 병터에서의 흉막삼출액　　　J99* 달리 분류된 질환에서의 호흡장애

K23* 달리 분류된 질환에서의 식도의 장애　　　K67* 달리 분류된 질환에서의 복막의 장애

K77* 달리 분류된 질환에서의 간장애　　　K87* 달리 분류된 질환에서의 담낭, 담도장애

K93* 달리 분류된 질환에서의 소화기계장애　　　L14* 달리 분류된 질환에서의 수포장애

L45* 달리 분류된 질환에서의 구진비늘장애　　　L54* 달리 분류된 질환에서의 홍반

L62* 달리 분류된 질환에서의 손발톱장애　　　L86* 달리 분류된 질환에서의 각피증

L99* 달리 분류된 질환에서의 피부 및 피하조직의 장애

M01* 달리 분류된 감염성 및 기생충성 질환에서의 관절의 직접감염

M03* 달리 분류된 질환에서의 감염 후 및 반응성 관절병증

M07* 전신성 및 장병성 관절병증　　　M09* 달리 분류된 질환에서의 연소성 관절염

M14* 달리 분류된 기타 질환에서의 관절병증　　　M36* 달리 분류된 질환에서의 결합조직의 전신장애

M49* 달리 분류된 질환에서의 척추병증　　　M63* 달리 분류된 질환에서의 근육장애

M68* 달리 분류된 질환에서의 윤활막 및 염증의 장애 M73* 달리 분류된 질환에서의 연조직 장애

M82* 달리 분류된 질환에서의 골다공증　　　M90* 달리 분류된 질환에서의 골병증

N08* 달리 분류된 질환에서의 사구체 장애　　　N16* 달리 분류된 질환에서의 세뇨관-간지장애

N22* 달리 분류된 질환에서의 요로의 결석　　　N29* 달리 분류된 질환에서의 신장 및 요관의 기타장애

N33* 달리 분류된 질환에서의 방광장애　　　N37* 달리 분류된 질환에서의 요도장애

N51* 달리 분류된 질환에서의 남성 생식기관의 장애

N74* 달리 분류된 질환에서의 여성 골반염증성 장애

N77* 달리 분류된 질환에서의 외음질의 궤양 및 염증

P75* 낭성 섬유증에서의 태변장폐색증

⑭ **이원분류가 아니지만 코드를 두 개 부여해야 하는 경우(선택적 이원분류)**

♣ 질병이 발생한 원인이 균 때문에 발생한 경우 해부학적부위를 포함하여 하나의 질병분류로 분류되어 있다. 하지만 해부학적 부위를 포함하지 않은 경우에는 균이름과 해부학적 부위로 질병분류를 각각 분류한다.

즉 국소적 감염으로 어느 부위에 질병이 발생한 경우 국소적 감염과 질병에 대하여 분류한다.

  예) Impetigo due to group A Streptococcus   L01.08 B95.5

    A 그룹 사슬알균 때문에 발생한 농가진

♣ 신생물이 발생한 경우 신생물의 형태와 발생한 해부학적 부위를 분류한다.

  예) Squamous Cell Carcinoma of main bronchus   M8070/3 C34.00

    주기관지의 편평세포암종

♣ 기질적 정신장애(F00~F09)에 뇌의 손상 및 원인이 있는 경우 정신장애와 원인을 나타내주기 위하여 각각 분류한다.

  예) Epiletic Psychosis a sequela of anticonvulsant medication   F06.8 T42.6

    항경련제 투여로 인한 간질성 정신병

♣ 질병을 발생시킨 원인이 손상이나 중독인 경우 질병명코드와 손상코드를 부여한다.

  예) Closed fracture of shoulder due to fall down **stepladder on farm**   S42.9, W11.7

    폐쇄성 어깨뼈 골절, 농장 사다리에서 넘어짐

⑮ 남녀에게 각각 발생하는 질병이 있다. 남성에게 발생하는 질병이 있고 여성에게만 발생하는 질병이 있다. 질병코드를 모두 외울 필요는 없지만 참고하여 분류한다.

♣ 남성에게만 발생하는 질병

B26.0	볼거리 고환염
C60-C63	음경의 악성신생물, 고환의 악성신생물, 남성 생식기관의 악성신생물
D07.4 - D07.6	음경, 전립선, 상세불명의 남성 생식기관
D17.6	정삭의 양성 지방종성 신생물
D29._	남성 생식기관의 양성 신생물
D40._	남성 생식기관의 행동양식 불명 신생물
E.29._	고환의 기능이상
E89.5	처치후 고환기능저하
F52.4	조루

I86.1	음낭정맥류
L29.1	음낭가려움
N40 - N51	남성생식기관의 질환
Q53 - Q55	미하강고환, 요도하열, 남성생식기관의 선천성기형
R86	남성생식기관으로부터의 검사물의 이상소견
S31.2 - S31.3	음경의 열린상처,음낭 및 고환의 열림상처
Z12.5	전립선의 신생물에 대한 특수 선별검사

♣ 여성에게만 발생하는 질병

A34	산과적 파상풍
B37.3	외음 및 질의 칸디다증
C51 - C58	여성생식기관의 악성신생물
C79.6	난소의 이차성 악성 신생물
D06._	자궁경부의 제자리 암종
D07.0 - D07.3	자궁내막, 외음,질, 기타 및 상세불명의 여성생식기관
D25 - D28	자궁의 평활근종, 자궁의 양성신생물, 난소의 양성신생물, 기타 및 상세불명의 여성 생식 기관의 양성신생물
D39._	여성 생식기관의 행동양식 불명 또는 이상의 신생물
E28._	난소의 기능이상
E89.4	처치후 난소부전
F52.5	비기질성 질경련
F53._	달리 분류되지 않은 산후기의 정신 및 행동장애
I86.3	외음정맥류
L29._	가려움증
L70.5	연고성 여성 철상여드름
M80.0 - M80.1	병적골절을 동반한 폐경후 골다공증, 병적골절을 동반한 난소적출후 골다공증
M81.0 - M81.1	폐경후 골다공증, 난소 적출후 골다공증
M83.0	산후기 골연화증
N70 - N98	여성 골반내 기관의 염증성 질환, 여성 생식관의 비염증성 장애
N99.2 - N99.3	체외수정 후 수정란의 자궁내 이식의 합병증, 배아전이에서 배아의 자궁내 이식의 합병증
O00 - O99	임신, 출산 및 산후기
P54.6	신생아 질출혈

Q50 - Q52	난소, 난관 및 넓은 인대의 선천기형, 자궁 및 자궁경부의 선천기형, 여성생식기의 기타선천기형
R87	여성생식기관으로부터의 검사물의 이상소견
S31.4	질 및 외음부의 열림상처
S37.4 - S37.6	난소의 손상, 자궁의 손상, 기타 골반기관의 손상
T19.2 - T19.3	외음 및 질의 이물, 자궁의 이물
T83.3	자궁내 피임장치의 기계적 합병증
Y76._	유해사건과 관련된 신경과적 장치
Z01.4	부인과적 검사
Z12.4	자궁경부의 신생물에 대한 특수선별검사
Z30.1	자궁내 피임장치의 삽입
Z30.3	월경추출법
Z30.5	자궁내 피임장치의 감시
Z31.1	인공수정
Z31,2	시험관수정
Z32 - Z36	임신검사. 우발적인 임신상태, 정상임신의 관리, 고위험 임신의 관리, 출산전 선별검사
Z39	분만후 간호 및 검사
Z43.7	인공질에 대한 처치
Z87.5	임신, 출산 및 산후기 합병증의 개인력
Z97.5	자궁내 피임장치의 존재

♣ 4단위 분류가 여러 개의 3단위 분류에 공통적으로 적용이 될 때는 "주(note)"로 나타난다.

예 임신하여 유산된 경우 4단위 분류를 지정하여 주는 일람표가 주어졌다

질병분류

제3과

수술 검사 및 기타
처치분류

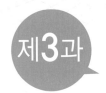

수술 검사 및 기타 처치분류

1. ICD-9에 대하여

우리나라는 ICD 9차 개정과 함께 발행된 International Classification of Procedures in Medicine(ICPM)을 사용한다.

1980년 중반이후 의료기관에서는 ICD-9-CM(Clinical Modification) Vol.Ⅲ을 사용해 왔다.

2000년 이후 의무기록협회에서 ICD-9-CM Vol.Ⅲ을 한글로 번역하여 국제의료행위분류책을 출판하였고 2004년 8월 개정판을 발행(2003년도 번역판) 하였다.

- ◆ ICD-9구성
    앞부분 : 번호순서별 검사 수술 및 처치의 일람표로 구성
        1장 신경계통 수술 ~ 16장 진단적 및 치료적 처치까지 구성되어 있다.
    뒷부분 : 앞부분의 색인 일람표

- ◆ 의무기록사는 수술, 처치의 상세한 내용을 파악하고 새로운 방법으로 분류될 수 있는 적절 범위를 제시하고 정확히 분류될 수 있도록 하여 진료정보 이용을 증진시킨다.

- ◆ ICD-9 분류구조
    00.01~99.99

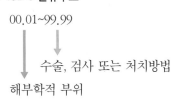

    수술, 검사 또는 처치방법

해부학적 부위

예) Incision and excision of skull, brain and cerebral meninges

두개골, 뇌, 뇌막의 절개 및 절제

Incision은 몸의 일부분을 째어서 여는 것을 말하고 excision은 몸의 일부분을 잘라내는 것을 의미한다. 문구에서 수술 및 처치행위를 찾은 다음 해부학적 부위를 가서 찾아보자.

Incision ➜ brain ➜ 01.39

Incision ➜ cerebral meninges ➜ 01.39

Excision ➜ brain ➜ 01.59

01은 해부학적 부위 머리뼈, 뇌, 뇌막을 의미한다.

01.39는 뇌를 여는 것을 의미하고 01.59는 뇌의 병변을 잘라내는 것을 의미한다.

예) Cranial Punture   01.09

두개천자

Diagnostic procedure on eyelid   08.19

눈꺼풀의 진단적 처치

Excision or destruction of lesion or tissue of eyelid   08.20

눈꺼풀의 병변이나 조직의 절제 또는 파괴

2. 약어

♣ NEC(Not Elsewhere Classified)

수술 및 처치명을 보면 의미가 나와있는데 수술. 처치명을 다른 곳에 아예 분류하지 않은 것이다.

예) Revision of operative wound of anterior segment

전방분절의 수술, 창사의 교정

Revision(교정) ➜ anterior segment wound(operative) ➜ 12.83

12.8은 공막수술을 한 경우에 분류한 것이다.

공막 열상의 봉합술은 12.81, 공막샛길을 수복한 경우에는 12.82로 분류하였으며 12.83은 공막의 전방 분절을 수술한 경우

Microscopic examination of specimen from endocrine gland, not elsewhere classified

내분비샘 검체의 현미경검사, 달리 분류되지 않은

examination ➜ endocrine gland ➜ 90.1

90은 현미경 검사로 분류를 해 놓았다.

90.0은 신경계 및 척수액 검체 현미경 검사, 90.2는 눈 검체의 현미경 검사, 90.3은 귀, 코, 목 구멍 및 후두 검체의 현미경 검사, 90.4는 기관, 기관지, 가슴막, 폐 및 기타 가슴 검체 및 가래 의 현미경 검사, 90.5는 혈액의 현미경 검사 등으로 분류하였으나 내분비샘 검체인 경우 부위 가 많아서 달리 분류하지 않았다. 예를 들어 갑상샘 검체를 현미경 검사한 경우 그냥 90.1로 코딩한다.

Rehabilitation, not elsewhere classified

재활, 달리 분류되지 않은

Rehabilitation NEC ➜ 93.89

93.8은 기타재활요법에 대하여 분류를 하여 놓았다.

오락요법(93.81), 교육요법(93.82), 작업요법(93.83), 음악요법(93.84), 직업재활(93.85)로 분류 하고 그 이외의 재활요법은 93.89로 아예 분류하지 않은 이 코드로 부여하라는 의미이다. 예를 들어 목이 뻣뻣하거나 팔이 저리고 힘이 없거나 허리가 항상 아프고 뻐근하여 통증을 해소하 기 위하여 통증재활요법을 실시한 경우 위의 분류에선 할 수 없기 때문에 93.89로 분류한다.

♣ NOS(Not Otherwise Specified)

수술 처치명을 달리 명시하지 않은 것이다. 즉 상세불명을 말한다.

Other intrathoracic vascular shunt or bypass

기타 가슴내의 혈관단락 및 우회로술 및 이식편

Code also : inrathoracic(arterial) bypass graft

달리 명시되지 않은 가슴내(동맥의) 우회로 이식편 NOS

Bypass ➜ vascular ➜ intrathoracic ➜ 39.23

위와 같이 되어있다. 즉 가슴내 동맥의 우회로 이식편에 대하여 수술 및 처치를 분류하지 않았으 므로 이 수술을 한 경우에 39.23으로 분류하라는 의미이다.

3. 기호

♣ 각괄호 (Square brackets [   ])

동의어, 대체어, 설명적 어구

예 code also : Closed [percutaneous][needle] biopsy of cerebral meninges

뇌막의 폐쇄성[피부경유][침]생검

Biopsy ➜ cerebral menings ➜ closed ➜ 01.11

Biopsy ➜ cerebral menings ➜ percutaneous ➜ 01.11

Closed 또는 Percutaneous와 needle로 생검한 방법은 같으므로 같은 코드로 분류한다는 의미이다

♣ 원괄호(Parentheses ( ))

앞에 있는 용어의 수술, 처치 용어에 대한 보충적으로 설명해주는 용어이다

예) thromboendarterectomy(with patch graft)

혈전동맥내막절제술(패치 이식이 동반된)

Thromboendarterectomy ➜ coronary artery ➜ open chest approach ➜ 36.03

동맥내막절제술은 경동맥이 동맥경화로 인하여 75% 이상 좁아져 있을 때 넓혀주기 위해 실시한다. 즉 동맥 내면에 병변이 있는 부분을 제거하여 주는 수술이다.

혈전절제술(thrombectomy)는 혈관내의 혈전을 제거하는 수술이다.

혈전은 혈관벽과 혈액의 유형성분으로 혈소판과 혈장 응고인자들의 상호작용에 의해서 형성되며 혈류를 감소시키거나 혈류를 막아서 조직이나 장기에 손상을 일으킨다.

관상동맥 내막절제술은 아테롬성 동맥경화에 의해 생긴 관동맥의 협착이 된경우나 폐색인 경우에 실시하며 이 부분을 박리 절제하고 패치를 봉착한다. 그러므로 이 수술을 한 경우 with patch graft 했다고 보충설명을 하여 주는 것이다.

♣ 콜론(Colon :)

수술 및 처치 수술코드에 콜론이 있거나 코드 부분에 포함에 콜론이 있는 경우에는 콜론 뒤에 있는 처치 및 수술을 포함해서 코드를 사용할 수 있다는 의미이며 제외 부분에 콜론이 있는 경우에는 제외에 나열된 코드로 코딩하라는 의미이다. 그러므로 코딩을 할 때 콜론 뒤에 나열된 것을 모두 보고 코딩한다.

예) Surgical correction of prominent ear :

Pinning

Setback

돌출된 귀의 수술적 교정

핀고정

역전

Correction(교정) ➜ 가서 없으면 Repair도 참조 ➜ Repair ➜ ear ➜ prominent

or protruding(융기, 또는 돌출) ➜ 18.5

돌출된 귀인 경우 펼쳐진 연골모양의 형태이므로 펼쳐져 있는 연골을 핀을 이용하여 묶어준다.

Other operations on oral cavity

Graft of buccal sulcus

제외

　　removal of:

　　Intraluminal foregin body(98.01)

구강의 기타수술

볼고랑 이식

~ 의 제거

강내이물질

Operations ➜ oral cavity ➜ 27.99

Operations ➜ buccal sulcus ➜ 27.99

Graft ➜ buccal sulcus ➜ 27.99

Removal ➜ foreign body NEC ➜ mouth(intraluminal) ➜ 98.01

♣ 중괄호(Brace })

의미가 같은 것을 묶어준다.

예 34.73 Closure of other fistula of thorax

　　~Closure of :

　　bronchopleural

　　bronchopleurocutaneous　　} fistula

　　bronchopleuromediastinal

　　기타 가슴 샛길의 폐쇄

　　~의 폐쇄

　　기관지 가슴막

　　기관지가슴막 피부의　　} 샛길

　　기관지가슴막종격동

　　Closure ➜ fistula ➜ thorax　34.73

4. 지시어

♣ 포함(includes)

수술 및 처치 코드 분류에 2단위 또는 3단위에 표시된다.

코드 밑에 표시된 내용을 하나의 범주로 함께 넣을 수 있다는 의미이다.

코딩을 할 때 포함의 내용을 살펴서 코딩한다.

예) Implantation or replace of cochlear prostetic device NOS

달팽이 인공보조기의 이식 또는 교체

포함

Mastoidectomy

꼭지돌기절제술

♣ 제외(Excludes)

수술 및 처치 코드에 같이 분류하지 말고 다른 곳에 분류하라는 의미이다.

Excludes 뒤에 있는 코드로 분류하라는 의미이다.

예) Implantation or replace of cochlear prostetic device NOS

달팽이 인공보조기의 이식 또는 교체

제외

Electromagnetic hearing device(20.95)

제외 : 전자기적 보청기

♣ Code also(함께 분류)

두 가지로 분류한다

1) 처치 및 수술을 동시에 시행한 경우 각각 코드번호를 부여한다

예) Partial esophagectomy

Code also any synchronous

Anastomosis other than end to end(42.51~42.69)

Esophagostomy(42.10~42.19)

Gastrostomy(43.11~43.19)

부분적 식도절제술

동시 행해진 것

끝끝문합외 기타 문합

식도문합술

위문합술

Esophagectomy ➡ Partial ➡ 42.41

esophagoesophgostomy ➡ 42.51

Gastrostomy ➡ 43.19

부분적으로 식도절제술을 하면서 끝끝외 기타 문합을 한 경우에 42.51~42.69 사이에서 코드를 부여한다.

즉 부분적인 식도절제술과 가슴내 식도 문합술을(Intrathoracic esophagoesophgostomy) 한 경우에 42.41과 42.51의 코드를 같이 부여하라는 의미이다.

2) 수술을 시행할 때 장비를 사용하거나 특수한 과정으로 진행한 경우 코드번호를 부여한다.

예 Incidental appendectomy

Code also any application or administration of adhesion barrier

substance(99.77)

부수적 충수절제술

함께분류 : 유착방지 물질의 적용이나 주입

Appendectomy ➡ Incidental ➡ 47.19

Application ➡ adhesion barrier substance ➡ 99.77

주수술을 하면서 부수적으로 충수를 떼어내는 수술을 하면서 창자가 유착되는 것을 방지하기 위하여 물질을 적용한 경우에 47.19와 99.77의 코드를 함께 부여한다.

5. 분류준칙

♣ 처치 및 수술명의 앞부분에는 숫자 순서로 되어 있고 뒷부분은 처치명 수술명의 알파벳 순서에 의하여 구성되어 있다.

처치명 및 수술명을 알아야 찾을 수 있다.

예를 들어 전체 문장에서 처치 및 수술명을 찾은 이후에 해부학적 부위를 찾아본다.

예 High ligation of spermatic vein 정삭 정맥 고위결찰

해부학적 부위는 spermatic vein(정삭, 정맥), 처치 및 수술명은 ligation이다

Ligation ➡ spermatic ➡ vein ➡ 63.1

또는 해부학적 부위에 접미사가 붙어서 처치명과 수술명을 나타내는 경우도 있다.

예 Osteoarthrotomy

　　Osteo(뼈) + arthro(관절) + otomy(절개술) ➡ 뼈관절절개술

♣ 처치 및 수술을 한 경우에 자세한 해부학적 부위를 나타내기 위하여 4단위 분류를 할 수 있도록 하였다.

예 Endarterectomy of intracranial vessels　　　　38.12

　　머리내 혈관의 동맥내막절제술

　　　　4단위 분류 : 0 - 상세불명의 부위

　　　　　　　　　 1 - 머리내의 혈관

　　　　　　　　　 2 - 머리 및 목의 기타혈관

　　　　　　　　　 3 - 팔혈관

　　　　　　　　　 4 - 대동맥

　　　　　　　　　 5 - 기타 가슴혈관

　　　　　　　　　 6 - 복부의 동맥

　　　　　　　　　 7 - 복부 정맥

　　　　　　　　　 8 - 다리 동맥

　　　　　　　　　 9 - 다리 정맥

위의 예제에서는 머리 및 목의 동맥내막절제술을 한 경우에는 수술명 Endarterectomy로 찾아서 head and neck으로 가서 38.12로 분류하였다.

즉 처치 및 수술분류 코드번호 38, 78, 79, 80, 90, 91은 4단위 분류를 한다.

♣ 처치 및 수술명을 코딩할때는 Includes, Excludes의 지시어 준칙에 따른다.

♣ 어떤 처치를 하였는데 시행한 처치가 실패한 경우에도 코딩을 한다.

예 Insertion of intrauterine contraceptive device due to adenomyosis, failed

　　선근증 때문에 자궁내 피임장치 삽입실패

　　Insertion ➡ contraceptive device(intrauterine) ➡ 69.7

자궁의 내막세포가 자궁근육층에 침범하여 자궁근층이 두꺼워지는 질병에 걸린 경우 진통제, 피임약이나 장치, 호르몬 주사 또는 자궁적출술을 시행하지만 피임장치에서 프로게스테론 호르

몬이 분비되어 선근증을 치료하기 위하여 자궁내 피임장치를(미래나) 삽입하려 하였으나 과거 유산이나 시술로 인하여 유착이 되어 실패한 경우에도 시행을 했다는 것을 코드로 코딩한다.

♣ biopsy(생검)을 incision하여 생검한 경우 즉 조직을 절개하여 생검한 경우에는 open biopsy으로 코딩하고 내시경적 방법이나, aspiration, needle 같은 것으로 생검한 경우에는 closed biopsy로 분류한다.

예) Closed [aspiration] [percutaneous] biopsy of pancreas

Open biopsy of pancreas

췌장의 폐쇄성[흡인][피부경유] 생검

췌장의 개방성 생검

Biopsy ➜ pancreas ➜ Closed ➜ 52.11

Biopsy ➜ pancreas ➜ Open ➜ 52.12

♣ 수술을 내시경적으로 한 경우와 개복수술을 한 경우를 구분하여 코딩한다.

예) Other repair and plastic operation on bronchus

기관지 수복 및 성형술

Repair ➜ bronchus ➜ 33.48

Endoscopic excision or destruction of lesion or tissue of bronchus

기관지 병변 또는 조직의 내시경적 절제 또는 파괴

Excision ➜ bronchus ➜ endoscopic ➜ 32.01

♣ 장기를 이식한 경우에 이식한 장기에 대하여 세분화하여 코딩한다.

예) Laparoscopic reimplantation of ovary

복강경하 난소의 재이식

Autotransplant ➜ ovary ➜ laparoscopic 65.75

Allogeneic bone marrow transplant with purging

세포제거가 동반된 동종 골수이식

Transplant ➜ bone ➜ marrow ➜ Allogeneic ➜ with purging ➜ 41.02

Other transplant of liver

기타 간의 이식

Transplant ➜ liver 50.59

♣ 양쪽에 있는 장기를 수술이나 처치한 경우에 한쪽을 하였는지 양쪽을 시술하였는지 확인한 이후에 분류한다.

예) Bilateral reduction mammoplasty

양쪽 축소 유방성형술

Mammoplasty ➜ reduction(bilateral) ➜ 85.32

Unilateral reduction mammoplasty

한쪽 축소 유방성형술

Mammoplasty ➜ reduction ➜ unilateral 85.31

Adrenalectomy (unilateral) 부신절제술(한쪽)

Adrenalectomy (unilateral) ➜ 07.22

Adrenalectomy(bilateral) 부신절제술(양쪽)

Adrenalectomy ➜ bilateral ➜ 07.3

♣ 경피적 경혈관 관상동맥 확장술 PTCA(Percutaneous Transluminal Coronary Angioplasty)은 심도자를 이용하여 협착이나 폐쇄된 관상동맥 안으로 카데터를 삽입하여 혈관을 확장하는 비수술적 방법이다.

PTCA를 시행 위치가 단일 또는 다혈관에 따라서 코딩을 한다

예) Single Vessel Percutaneous Transluminal Coronary Angioplasty

단일혈관의 경피적 경혈관 관상동맥 확장술

Angioplasty ➜ balloon ➜ Coronary Single Vessel ➜ 36.01

♣ 척추 압박골절, 척추관 협착증, 척추 전방 전위증, 척추 불안증이 있는 경우 척추 융합술을 시행할 수 있다. 척추융합술을 시행하는 방법에 따라서 추간판을 절제하여 실시하는 cage 삽입술과 척추 후 측방에서 나사못을 삽입하여 고정하는 방법이 있다. 척추융합술을 시행하는 접근 방법에 따라 코딩한다.

예) Lumbar and lumbosacral fusion, anterior technique

허리 및 허리엉치의 유합, 전방기법

Fusion ➜ Lumbar, lumbosacral ➜ anterior technique ➜ 81.06

♣ 뇌출혈은 질병에 의하여 발생하는 자발성 뇌출혈과 외상으로 인하여 발생하는 외상성 뇌출혈이 있다.

외상성 뇌출혈은 출혈이 계속되고 뇌부종이 생기면서 뇌압이 증가되어 의식이 악화된다. 외상성 뇌출혈은 출혈부위에 따라 경막하 출혈, 만성 경막하 출혈, 경막외 출혈 등으로 나뉘며 개두술을 하여 응고된 혈괴를 제거해 줘야 한다.

그러므로 외상성 출혈부위에 따라 코딩해야 한다.

예 Drainge of intracerebral hematoma

　뇌내혈종배액

　Drainge ➜ hematoma ➜ incision으로 가라 ➜ incision ➜ hematoma ➜ intracerebral ➜ 01.39

　Drainge of subarachnoid abscess

　Drainge ➜ subarachnoid ➜ 01.31

♣ 뇌실질과 뇌를 둘러싸는 뇌막에 생기는 뇌종양은 정상 뇌조직이 눌리고 밀리게 되어 본래 기능에 이상이 생긴다. 두통을 초기 증상으로 기침, 구역질, 구토, 머리를 세게 흔들 때 몹시 아프는 다양한 증상이 나타난다. 이러한 뇌종양을 치료하기 위하여 방사선 치료, 항암 치료, 수술요법을 시행하며 수술방법으로는 미세뇌수술, 정위뇌수술, 신경내시경 수술을 시행하며 **시행한 시술방법에 따라 코딩**해야 한다.

예 Stereotatic radiosurgery for brain tumor

　뇌종양을 위한 정위적 방사선 수술

　Stereotatic radiosurgery ➜ 92.30

♣ 임신을 하여서 분만하게 되는 경우 **분만한 결과에 따라 분류**한다.

예 Dilation and curettage following abortion

　유산에 따른 확장 및 긁어냄

　Dilation and curettage ➜ abortion ➜ 69.02

　Lower uterine segment cesarean section

　하부자궁목 제왕절개술

　cesarean section ➜ Lower uterine segment ➜ 74.1

　Surgical induction of labor by cervical dilatation

　자궁목 확장에 의한 유도 분만

　Induction ➜ labor ➜ Surgical ➜ 73.1

♣ 백내장 수술은 혼탁된 수정체를 제거하고 인공수정체를 삽입하는데 혼탁한 수정체를 제거하는 방법으로 낭내적출술(ICCE. Intracapsular catarat extraction)과 낭외 적출술(Extracapsular catarat extraction)로 구분한다.

주로 초음파를 이용하여 수정체 유화술을 통한 백내장 낭외적출술을 시행한다.

예 Phacoemulsification and aspiration of cataract   13.41

백내장의 수정체유화술 및 흡인

extraction ➜ cataract ➜ emulsification ➜ 13.41

Insertion of intraocular lensprosthesis with cataract extraction

백내장 적출시 안구내 인공수정체 삽입

Insertion ➜ with cataract extraction ➜ 13.71

╌┊ 연/습/문/제

01 NCS(nerve conduction study)
신경계검사

02 ECCE(extracapusular catarct extraction) c PCL(posterior chamber lens) implantation
수정체삽입술을 동반한 낭외백내장적출술

03 Tonsillectomy with edenoidectomy
아데노이드절제술이 동반된 편도 절제술

04 Laparoscopic cholecystectomy
복강경 담낭절제술

05 TURP(Trans-Urethral Resection of the Prostate)
경요도적 전립선 절제술

06 Old scar revision
오래된 반흔 구축

07 Closed reduction and external fixation
비관혈적 정복술과 외부고정

08 Operative:O/R&IF(open reduction and internal fixation)
개방정복술 및 내부고정

09 AIF(anterior interbody Fusion)
전방 추체간 유합술

10 Palliative rediation Tx
고식적 방사선 치료

11 IVP(intravenous pyelograpy)
정맥내 신우조영술

12 Induction Chemotherapy
radio-therapy , prophylactic
유도항암요법
예방적 방사선치료

13 Conization of uterine cervix
자궁목원주생검절제술

14 Colon EUS(endoscopic ultrasound)
결장내시경 초음파

15 total abdominal hysterectomy
복식 전 자궁절제술

16 Cardiopulmonary resuscitation
심폐소생술

17 Tubal ligation
→ other bilateral ligation destruction or occulusion of fallopian tube
난관결찰술
난관, 기타 양측 파괴 또는 폐쇄

18 FGS c bx
생검을 동반한 섬유내시경실시

19 Bilobectomy (RML&RLL)
두엽절제술

20 Low anterior resection
저위전방절제술

질병분류

제4과 21대 각장의 분류준칙

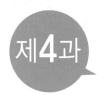

21대 각장의 분류준칙

I 감염성 및 기생충질환(A00~B99)

A00~A09	Intestinal Infections Diseases	장감염 질환
A15~A19	Tuberculosis	결핵
A20~A28	Certain zoonotic bacterial disease	특정 동물매개의 세균성 질환
A30~A49	Other bacterial diseases	기타 세균성 질환
A50~A64	Infections with a predominanthy Sexual modevof transmission	주로 성행위로 전파되는 감염
A65~A69	Other Spirochaetal diseases	기타 스피로헤타질환
A70~A74	Other diseases caused by chlamydiae	클라미디아에 의한 기타질환
A75~A79	Rickettsioses	리케치병
A80~A89	Viral infections of the central nervous system	중추신경계통의 바이러스 질환
A90~A99	Arthropod-bome viral fevers and viral haemorrhageic fevers	절지동물매개의 바이러스열 및 바이러스 출혈열
B00~B09	Viral infections characterized by Skin and mucous membrane lessions	피부 및 점막병변이 특징인 바이러스 감염
B15~B19	Viral hepatitis	바이러스 간염
B20~B24	Human immunodeflciency virus Diseases	인체면역결핍바이러스병
B25~B34	Other Viral Diseases	기타바이러스 질환
B35~B49	Mycoses	진균증
B50~B64	Protozoal diseases	원충질환

B65~B83	Helminthiases	연충병
B85~B89	Pediculosis acanasis and other infestatons	이감염증, 진드기 증 및 기타 감염
B90~B94	Sequelae of infectious and parasitic disease	감염성 및 기생충 질환의 후유증
B95~B98	Bacterial, viral and other infectious agents	세균, 바이러스 및 기타 감염체
B99	Other infectious diseases	기타 감염성 질환

① 감염성 질환이란

세균, 바이러스 등의 병원체에 의해 발생하는 질병을 의미한다. 기생충이란 다른 생물체의 먹이와 환경에 의존하여 기생하는 벌레를 의미하며 우리가 알고 흔히 있는 요충, 선충, 십이지장충, 편충 등을 말한다.

전염이란 특정 병원체의 독성 물질에 감염된 사람으로부터 감수성이 있는 사람에게 감염되는 것으로 전염병 병원체의 종류로는 세균, 바이러스, 기생충, 곰팡이, 원생동물이 있으며 급성열성질환, 위장관 및 호흡기계 질환 등이 발생한다. 이와 같이 AB코드에서는 전염성, 식중독 및 감염성과 기생충 질환에 대하여 분류하고 있다.

② 감염성 질환으로 분류하지 않는 것들

♣ 병원체를 인체내에 가지고 있으면서 외견상 또는 자각적으로 아무런 증상을 나타내지 않는 보균자에 대하여 Z22._로 분류한다.

균에 감염된 상태는 맞지만 균을 가지고만 있는 상태에 대해서는 AB 감염성 질환으로 분류하지 않는다.

예를 들어 바이러스성 보균자, 매독, 디프테리아, 세균성 질환 보균자 등 감염성질환이지만 AB코드로 분류하지 않는다.

예 carrier of meningcoccus   Z22.3
  수막구균 보균자

♣ 감염증소가 조직이나 장기에 한정된 **국소감염이 된 경우에는** 해부학적 부위별로 분류된 Chapter에서 **분류한다.**

예 Local Infection of skin and subcutaanence tissue   L08.9
  피부 및 피하조직의 국소적 감염

♣ 임신, 출산 및 산후기의 합병증이 감염성 또는 기생충 질환인 경우 O코드로 분류한다. 예외적으로 산과적 파상풍은 AB코드 감염성 질환으로 분류하였다.

예 Human Immunodeficiency virus complicating pregnancy at 32 weeks   O98.7

임신 32주, 인체면역결핍바이러스 질환

Obsterical tetanus   A34

산과적 파상풍

♣ 임신 22주에서 출생후 7일까지를 의미하는 출생전후기에 감염된 질환은 P코드로(출생전후기 분류코드) 분류하였다.

예외적으로 출생전후기에 선천매독, 신생아 파상풍, 임균감염, 인체면역결핍 바이러스 질환에 대하여 AB코드인 감염성 질환으로 분류하였다.

예 Neonatal conjunctivitis   P39.1

신생아 결막염

♣ 급성 기관지염은 기관지에 염증이 생긴 상태로 청소 역할을 하는 섬모에 바이러스나 결핵균 등의 세균이 침입한 감염성 질병이지만 AB코드인 감염성 질환으로 분류하지 않고 J코드(호흡기계 분류코드)로 분류하였다.

예 Acute bronchitis   J20

급성 기관지염

③ A00~A09 Intestinal Infections Diseases   장감염 질환

장감염 질환은 세균성 및 바이러스에 의하여 감염된 질환으로 식중독에 의하여 주로 발생한다. 식중독이란 오염된 음식속의 세균이나 음식 자체 독성으로 발생하는 질환이다 감염성 식중독에는 세균이나 바이러스 및 기생충 등에 의해 발생하는 세균성 식중독이 있으며 비감염성 식중독으로는 중금속, 식품(버섯, 감자 등), 해산물(복어, 조개류 등)에 감염되는 것을 의미한다.

감염성 식중독은 A 코드로 분류하고 비감염성 식중독은 T코드로 분류한다.

예 Enterpathogenic Escherichia coli infection   A04.4

장병원성 대장균 감염

Ingested mushrooms   T62.0

버섯 섭취

♣ 출혈성 및 설사를 동반하는 결장염(Colitis), 위장염(gastroenteritis), 장염(enteritis)은 A09로 분류한다.

♣ 위장염은 위와 장에 식중독이나 노로바이러스에 의하여 염증이 발생한 것으로 급성위장염은 식중독, 화학약제 등의 원인으로 발생하여 A코드로 분류하고 만성위장염은 비감염성 질환이며 위장점막에 자극이 반복되어 생긴 위벽의 만성적인 염증이므로 K코드로 분류한다.

> 예 Chronic ileitis   K52.9
>
> 만성 회장염

④ A15~A19 Tuberculosis   결핵

결핵은 호흡기 질환이며 원인은 결핵균에 의한 감염으로 발생하기 때문에 A코드로 분류한다.

결핵 발생부위는 폐결핵, 늑막결핵, 기관지 결핵, 림프절 결핵, 장결핵, 골관절 결핵, 속립성 결핵(요로, 간, 콩팥, 뇌막, 눈, 피부에 발생)에 나타나며 증상이 다르게 나타난다.

> 예 tuberculous meningitis   A17.0† G01*
>
> 결핵성 수막염

♣ 결핵이지만 다른 코드로 분류해야 하는 경우

★ 합병성 임신, 출산 또는 산후기에 발생한 결핵은 O코드로 분류한다.

> 예 Tuberculosis complicating pregnancy at 34weeks   O98.0
>
> 임신 34주 합병성 결핵

★ 결핵이 태아 또는 신생아에 영향을 주는 경우에는 P00.2로 분류한다.

> 예 Term birth living child, Tuberculosis via transplacental by patient's mother   P00.2
>
> 임신 만기 출생아, 엄마의 태반을 통한 결핵

★ 선천성 결핵은 P37.0으로 분류한다.

> 예 Congenital Tuberculosis   P37.0
>
> 선천 결핵

★ 결핵을 유발한 인체면역바이러스는 B20으로 분류한다.

★ 진폐증은 눈에 보이지 않는 아주 미세한 석면가루 등이 호흡을 통하여 폐에 미세먼지가 쌓여서 폐의 조직반응이 일어나 폐가 굳어지고 제 역할을 못하게 되는 질병이다 진폐증의 합병증으로 마이코박테리아에 감염이 될 수 있다. 마이코박테리아는 항산균으로 제1종 결핵균(Mycobacterium tuberculosis)이다. 결핵과 관련된 진폐증은 J65로 분류한다.

예 Pneumoconiosis associated with Tuberculosis　　　J65

　결핵과 관련된 진폐증

★ 결핵의 후유증은 B90으로 분류한다.
　예 Calcified grenulona in LUL due to healed Tuberculosis　　B20

　　치유된 결핵 때문에 좌측 상엽안에 석회화된 육아종

♣ 결핵은 의무기록지에서 어떤 검사를 했는가에 따라 A15_와 A16_ 중에서 분류한다. 의무기록지의 결핵이라는 진단명을 살피고 어떤 검사결과지가 있는지 살핀 후 분류해야 한다.
　결핵검사는 주로 투베르클린 피부반응검사, 체외 인터페론 감마검사, 흉부 X선 촬영, 결핵균검사, 흉부 CT, 기관지 내시경검사를 실시하게 된다.

★ 배양검사, 기관지 내시경, 생검 등 세균학적, 조직학적으로 검사하여 결핵이라고 진단을 내린 경우에는 A15._로 분류한다.
　예 Pulmonary Tuberculosis(AFB가 검출되었음)　　　A15.0

　　폐결핵(항산균)

★ 흉부 X선 촬영으로 결핵을 확인한 경우 즉 세균학적, 조직학적 검사를 하지 않고 진단을 내린 경우에는 A16._으로 분류한다.
　예 Pulmonary Tuberculosis with pleural effusion　　　A16.5

　　흉막삼출을 동반한 폐결핵

　　miliary Tuberculosis　　　A19.9

　　좁쌀결핵

⑤ A30~A49 Other bacterial diseases　기타 세균성 질환
　세균성 질환 중 파상풍을 신생아, 합병성 임신, 출산 또는 산후기에 걸린 경우 A 코드로 분류하지만 패혈증인 경우 O코드나 P코드로 분류한다.
　예 Living male, Tetanus　　　A33

　　남자 신생아, 파상풍

　　Meningococcus Sepsis　　　A39.4

　　수막구균 패혈증

　　Newborn male, Escheirchia coli Sepsis　　　P36.4

　　남자 신생아, 대장균 패혈증

⑥ A50~A64 Infections with a predominanthy Sexual modevof transmission

주로 성행위로 전파되는 감염

조기와 만기의 기준은 2년을 의미한다.

조기 선천매독은 출생 후 2년내에 발생한 매독이고 후기 선천매독은 출생후 2년이 지난 이후에 발생한 매독을 의미한다. 즉 조기 선천 매독과 후기 선천매독은 모체에서 태아로 전파되어 선천적으로 가지고 태어난 것을 의미한다.

조기 매독과 만기 매독은 성적 접촉에 의하여 후전적으로 얻는 질병이다.

조기 매독은 성적 접촉 후 2년 이내 발생한 것이고 만기 매독은 성적 접촉 2년 이후에 발생하는 것이다.

선천적인 매독은 조기와 만기에 따라서 A50._에서 분류하고 후천성인 조기 매독과 만기 매독은 A51._과 A52._에서 분류한다.

예 Congenital syphilis(Patient's four-year-olds)   A50.7

선천매독(환자나이는 4세)

Other secondary syphilis   A51.4

이차매독

⑦ B20~B24 Human immunodefliciency virus(HIV) Diseases   인체면역결핍바이러스병

인체면역결핍바이러스는 인체에 침입하여 면역을 담당하는 T세포를 파괴하여 면역능력을 파괴하는 질병이며 합병증으로 주폐포자충 폐렴, 결핵, 진균감염(히스토플라스마증, 효모균증, 캔디다증), 아구창, 구강백반, 카포시 육종, 아프타 궤양, 연하곤란, 카포시 육종, B세포 육종이 나타난다.

♣ 인체면역결핍바이러스 질환을 동반한 합병증에 따라 B20~B24까지 분류하였다.

예 HIV diseases resulting in mycobacterial infection   B20.0

마이코박테리아 감염을 유발한 HIV

HIV diseases resulting in Kaposi's sarcoma   B21.0

카포시 육종을 유발한 HIV

♣ HIV로 인하여 다발성 질병을 가져온 경우 4단위에 .7로 구분한다.

B20~B22의 범위내에서 HIV로 인하여 다발성 질병이 2개 이상 진단명이 명시되어 있는 경우에는 각각 분류하고 B22.7을 추가적으로 분류하여 준다.

예 HIV diseases resulting in Mycoses, cytomegaloviral, lymphoma

B22.7, B20.5, B20.2, B21.2

진균증, 거대세포바이러스병, 림프종을 유발한 HIV 질환

★ 같은 3단위 분류에서 2개 이상의 진단명이 명시된 경우에는 B20~B22의 4단위의 .7을 부여한다.

⑧ 바이러스 감염은 B15~B19에서 급성 A형간염, B형간염, C형간염 및 만성 바이러스 간염을 분류하였
   으며 상세불명의 바이러스 간염은 B34로 분류하였다.

   예 Chronic Hepatitis C   B18.2

      만성 C형간염(간염 → 바이러스성 → 만성 → 형태 → C형)

⑨ B90~B94 Sequelae of infectious and parasitic disease   감염성 및 기생충 질환의 후유증

   감염증 및 기생충 질환이 원인이 되는 후유증을 나타낼 때 사용된다.

   만성 감염상태인 경우에는 후유증 코드로 분류할 수 없다.

   현재 감염된 질환에 대하여 후유증 코드로 분류할 수 없으며 급성이나 만성의 상태에 따라 분류
   해야 한다.

   예 Gait disturbance : sequela of polio   B91

      보행장애 : 회백질척수염의 후유증

⑩ B95~B98 Bacterial, viral and other infectious agents   세균, 바이러스 및 기타 감염체

   이 분류는 단독으로 분류할 수 없다.

   반드시 다른 곳에서 감염이나 기생충 질환에 대하여 명시되어 있고 자세한 균 이름에 대하여
   보조적으로 명시할 경우에 사용한다.

   예 Infective streptococcus endocarditis and AR   I35.1 I33.0 B95.9

      사슬알균에 감염된 심내막염과 대동맥 역류

⁑ 연/습/문/제

01 Gas gangrene
가스 괴저

02 Epidemic myalgia
유행성 근통

03 oral thrush
아구창

04 Cytomegaloviral hepatitis
거대세포바이러스성 간염

05 HIV diseases resulting in Burkitt lymphoma
버킷림프종을 유발한 HIV

06 HIV diseases resulting in candidiasis, mycoses, bacterial infections
칸디다증, 진균증, 세균감염을 유발한 HIV

07 Congenital syphilis(Patient's 7-year-olds)
선천매독(환자나이는 7살)

08 Sequelae of tuberculosis
결핵의 후유증

09 AFB resulting in pulmonary Tuberculosis
AFB 검사결과 폐결핵

10 Tuberculosis complicating pregnancy at 28weeks
임신 28주의 합병성 결핵

II 신생물

C00~C97	Malignant neoplasms	악성 신생물
C00~C14	Lip, oral cavity and pharynx	입술, 구강 및 인두
C15~C26	Malignant neoplasms of Digestive organs	소화기관의 악성신생물
C30~C39	Malignant neoplasms of Respiratory and intrathoracic organs	호흡기 및 흉곽내 기관의 악성신생물
C40~C41	Malignant neoplasms of Bone and articular cartilage	뼈 및 관절연골의 악성신생물
C43~C44	Melanoma and other malignant neoplasms of Skin	흑색종 및 기타 피부의 악성신생물
C45~C49	Malignant neoplasms of Mesothelial and soft tissue	중피 및 연조직의 악성신생물
C50	Malignant neoplasms of Breast	유방의 악성신생물
C51~C58	Malignant neoplasms of Female genital organs	여성생식기관의 악성신생물
C60~C63	Malignant neoplasms of Male genital organs	남성생식기관의 악성신생물
C64~C68	Malignant neoplasms of Urinary tract	요로의 악성신생물
C69~C72	Malignant neoplasms of Eye, brain and other parts of central nervous system	눈, 뇌 및 중추신경계의 기타부분의 악성신생물
C73~C75	Malignant neoplasms of Thyroid and other endocrine glands	갑상샘 및 기타 내분비샘의 악성신생물
C76~C80	Malignant neoplasms of ill defined Secondary and unspecified sites	불명확한, 이차성 및 상세불명 부위의 악성신생물
C81~C96	Malignant neoplasms, of lymphoid, haematopoietic of lymphoid, and Related tissue	림프, 조혈 및 관련 조직의 악성신생물
C97	Malignant neoplasms of independent(primary) Multiple sites	독립된(원발성) 여러부위의 악성 신생물
D00~D09	In situ neoplasms	제자리 신생물
D10~D36	Benign neoplasms	양성 신생물
D37~D48	Neoplasms of uncertain or unknown behaviour	행동양식 불명 및 미상의 신생물

① Neo의 뜻은 새로 생기는 것을 의미하고 plasms는 커지고 증식한다는 의미한다. 즉 기존의 조직에 새로 생기는 것을 의미한다. 신생물이 활동하고 있던 아니던 간에 모든 신생물은 분류되어야 한다.

신생물의 진단명을 분류할 때는 조직검사지를 확인하고 암의 형태학적 분류 및 악성신생물에 대하여 질병분류한다. 신생물은 이와 같이 이원분류한다.

예 metastatic carcinoma, adeno-squamous type   C53.9 M8560/6

　　선, 편평 타입의 전이성 암종

② 신생물 분류방법

♣ 신생물의 조직학적 형태분류

  - M코드

    신생물이 발생한 세포나 구조에 대한 것으로 신생물이 발생한 조직에 의하여 결정되고 세포형태에 따라 악성의 정도. 치료방법을 결정된다.

    조직병리검사지에 신생물의 세포형태에 대하여 기술되어 있다.

    Morphology의 M자 뒤에 번호를 붙여서 사용하며 M8000/0~M9582/0까지 분류되어 있다.

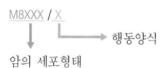

　　　암의 세포형태　　　　　　　행동양식

♣ 암의 형태학적 Morphology 용어를 제3권에서 제일 먼저 찾는다.

  제1권에는 alphabet 순서에 의하여 Morphology가 제시되어 있고 제3권에서는 가나다 순서에 의하여 Morphology를 찾으면 된다.

★ 암의 형태학적 분류를 찾아보면 해부학적 부위가 있는 경우가 있다.

  암의 Morphology가 해부학적 부위에 특별하게 잘 발생되는 경우에 해부학적 부위가 제시되어 있으며 이런 경우에는 형태학적 분류와 신생물 코드를 그대로 분류한다.

  Morphology는 주진단이 될수 없고 해부학적 분류가 주진단이 된다.

    예 adenocarcinoma of adrenal cortical   M8370/3 C74.0

      부신피질의 선암종

      Adenocarcinoma 선암종   M8140/3

      - adrenal cortical 부신피질   (M8370/3) C74.0

★ 신생물의 형태학적 분류에 가서 해부학적 부위가 없는 경우 Morphology인 형태학적 분류를 하고 제3권의 "신생물"에서 Morphology에서 제시한 행동양식에 따라 해부학적 부위를 분류한다.

예 adenocarcinoma of stomach involving stomach body to antrum

위의 소만부위를 포함한 선암종   M8140/3 C16.59

- 위의 예를 제3권에서 찾은 경우

 Adenocarcinoma   M8140/3

  - 간모양의

  --

  - 위의 해부학적 부위가 없다

→ 신생물의 형태학적 분류를 코딩하고(M8140/3) 제3권의 "신생물"로 간다.

해부학적 부위를 나타냄

	악성				
각.대뇌	/3 원발성	/6 속발성	/2정상소재	/0 양성	/1 형태불명
	C71.7	C79.30		D33.1	D43.1

해부학적   신생물의 형태학적 분류에서 행동양식에 따라 분류한다.

부위를 찾는다   M8140/3에서 행동양식은 /3이므로 원발성에서 코딩한다.

→ 해부학적 부위 위의 소만부를 찾는다.

→ Morphology의 행동양식을 확인하고 해당되는 코드를 선택한다.

또는 진단명이나 조직검사결과지에 Malignant. Benign, in site 등을 확인한다.

★ 조직검사결과지 또는 의사가 신생물의 행동양식을 기재하지 않아서 행동양식을 모를 경우에는
  제3권에서 Morphology의 행동양식에 따라 분류한다.

예 Nephroblastoma, left pulmonary   M8960/3 C34.99

좌측 폐의 신모세포종

★ Morphology의 행동양식은 변경될 수 있다.

형태학에서 제시된 행동양식과 의사가 기재한 행동양식이 서로 상반되는 경우 의사가 기재한 행동
양식으로 분류하고 해부학적 부위도 행동양식에 따라 변경하여 분류한다.

예 Benign basal cell carcinoma of eyelid skin   M8090/0 D23.1

눈꺼풀 피부의 양성 기저세포암종

형태학에서는 기저세포암종은 M8090/3 → 의사의 지시대로 바꾼다

M8090/0으로 바꾸고 해부학적 부위도 행동양식에 따라 바꾸어 분류한다

♣ 신생물에 대하여 하나의 검사물 및 검체(Specimen) 검사결과 암의 조직세포가 두개로 검사결과지에 기술되어 있는 경우 두개의 암세포를 포함하는 Morphology가 있다면 혼합형으로 분류하거나 두 개의 Morphology 번호가 높은 숫자로 분류한다.

♣ 해부학적 부위 한 장기에서 암 조직세포가 두 개가 발견되었다면 암 조직세포에 대하여 각각 분류한다.

♣ 암(Cancer)와 동의어로 부정확하게 암종(Carcinoma)이 쓰인다.

③ 행동양식

행동양식은 신체내에서 세포가 행동하는 양상으로 신생물 세포의 활동 상황 및 진행상태에 따라 분류한다.

해부학적 부위에 대하여 신생물의 성질이 일차성(원발성), 속발성, 제자리, 양성, 형태불명에 따라 신생물의 분류번호가 주어졌다.

행동양식은 조직검사 결과지에 기록이 되어 있거나 암의 형태학적 분류에 분류되어 있다.

♣ 악성 신생물은 일차성과 속발성으로 나눈다.

악성신생물은 인접한 주위 조직으로 전이되어 전신적으로 영향을 미치게 하는 암이다.

일차성(원발성)이란 암이 최초로 생긴 부위를 말하고 속발성은 암이 원발부위에서 전이된 것을 의미한다. 일차성(원발성)은 C00~C97으로 분류되었다.

/3 원발성 또는 일차성의 행동양식, Malignant primary site 악성 원발부위 원발성 또는 일차성의 해부학적 분류: C00~C75

림프 및 조혈 관련조직의 원발성 해부학적 분류: C81~C96

/6 속발성 또는 전이성   행동양식, Malignant metastatic site 악성 전이부위

Malignant secondary site 악성 이차부위

속발성 또는 이차성의 해부학적 분류: C76~C80

독립된 다발부위이 악성신생물 해부학적 분류: C97

예 Primary recto sigmoid cancer with multiple liver metastasis

M8140/3 C19,

직장구불결장암, 전이성 간암   M8140/6 C78.7

선암종의 형태학적 분류를 찾아보면 M8140/3이다.

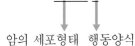

암의 세포형태　행동양식

♣ 정상소재, in situ 상피내 신생물

악성신생물이지만 주위 조직으로 침윤되지 않고 발생한 부위에 있는 기저막을 벗어나지 못하고 상피내에 머물러 있는 암이다.

/2 Carcinoma in situ 제자리 암종, Intraepithelial　상피내

　　Noninfitrating　비침윤성,　Noninvasive　침범전의

　　Preinvasive　　침범전의

정상소재 해부학적 분류 : D00~D09

　예 Carcinoma in situ of cervix　　　　　　　　　M8010/3 C53.9

　　자궁 경부의 상피내암종

♣ /0 Benign 양성

주위 조직으로 퍼지거나 전이되지 않고 발생된 곳에서 피낭을 형성하여 재발이 거의 없는 신생물이다.

양성 신생물 해부학적 부위: D10~D36

　예 Fibeoadenoma of right breast　　　　　　　　M9010/0 D24.00

♣ /1 Uncertain whether benign or malignant 악성 또는 양성여부가 불확실한

　Borderline malignancy 불명확한 악성, Low malignant potential 낮은 악성 잠재성

　행동양식 불명 또는 미상의 신생물 해부학적 부이: D37~D48

　신생물 발견시 행동양식을 결정할수 없거나 행동양식이 진단명에 표기 되어 있지 않는 경우

　예 embryoma of testis　　　　　　　　　　　　M9070/1　D40.1

　　고환의 배아종

♣ /9 Malignant, uncertaim whether primary or metastatic

　악성, 원발부위 또는 속발부위가 불확실한 경우

④ 해부학적 부위에 따른 분류

　양성, 악성, 상피내 등의 분류안에서 해부학적 부위별로 분류되어 있으며 악성 신생물내에서는 원발부위(Primary), 이차부위(secondary)에 따라 재분류된다.

⑤ C00~C75 Malignant neoplasms, stated of presumed to be primary, of Specified sites, expect of lymphoid, haematopoietic and related tissue

림프, 조혈 및 관련조직을 제외한 특정부위의, 일차성이라고(원발성) 정해졌거나 또는 추정되는 악성신생물

♣ 의무기록지에서 림프노드는 전이된 것이 대부분이므로 림프노드는 제외하고 원발인지 전이인지 명시가 없다면 원발로 분류한다.

예 Small cell lung cancer   M8000/3 C34.39

　　소세포폐암

♣ 해부학적 계통안에서 신생물이 두 곳에서 발생하였지만 원발부위를 알 수 없으며 신생물의 발생한 부위가 인접해있는 경우에는 4단위 분류에 .8로 분류한다.

C02.8

└→ 한 장기 안에서 인접하게(중복) 신샘물이 발생하고 원발부위 모름

해부학적
장기

　　중복(overlapping)이란 암이 침습한 장소가 연속적임을 의미한다.

그러나 한 장기 안에서 원발부위를 아는 경우에는

예 Adenocarcinoma of rectum involving anal glands   M8215/3, C21.8

　　항문관을 포함하는 직장의 선암종

Adenocarcinoma of rectum C20, Adenocarcinoma of anal glands C21.1

으로 원발부위를 알 수 없기 때문에 직장, 항문관의 중복병변인 C21.8로 코딩한다.

C02.8	Overlapping lesion of tongue	혀의 중복병변
C06.8	Overlapping lesion of other and unspecified parts of mouth	기타 및 상세불명 입 부분의 중복병변
C08.8	Overlapping lesion of major salivary glands	주침샘의 중복병변
C09.8	Overlapping lesion of tonsil	편도의 중복병변
C10.8	Overlapping lesion of oropharynx	입인두의 중복병변
C11.8	Overlapping lesion of nasopharynx	비인두의 중복병변

C13.8	Overlapping lesion of hypopharynx	혀인두의 중복병변
C14.8	Overlapping lesion of lip, oral cavity and pharynx	입술, 구강 및 인두의 중복병변
C15.8	Overlapping lesion of esophageal	식도의 중복병변
C16.8	Overlapping lesion of stomach	위의 증복병변
C17.8	Overlapping lesion of small intestine	소장의 중복병변
C18.9	Overlapping lesion of colon	결장의 중복병변
C21.8	Overlapping lesion of rectum, anus and anal canal	직장, 항문, 항문관의 중복병변

C20~C21.2에서 분류할 수 없는 직장, 항문, 항문관의 악성신생물 항문직장이행부, 항문직장부위

| C24.8 | Overlapping lesion of biliary trract | 담도의 중복병터 |

C22.0~C24 어디에도 분류할 수 없는 경우 간내 및 간의 담관 양쪽을 침범하는 악성신생물

| C25.8 | Overlapping lesion of pancreas | 췌장의 중복병변 |
| C26.8 | Overlapping lesion of digestive system | 소화기계통의 중복병변 |

C15~C26.1에서 분류할 수 없는 소화기관의 악성신생물

C31.8	Overlapping lesion of accessory sinuses	부비동의 중복병변
C32.8	Overlapping lesion of larynx	후두의 중복병변
C34.8	Overlapping lesion of bronchus and lung	기관지 및 폐의 중복병변
C38.8	Overlapping lesion of heart, mediastinum And pleura	심장, 중격 및 흉막의 중복병변
C39.8	Overlapping lesion of respiratory system and Intrathoracic organs	호흡기 및 흉막내 기관의 중복병변

C30~C39.0 어디에도 분류할 수 없는 호흡기 및 흉곽내 기관의 악성신생물

| C40.8 | Overlapping lesion of bone and articular Cartilage of limbs | 사지의 뼈 및 관절연골의 증복병변 |
| C41.8 | Overlapping lesion of bone and articular Cartilage | 뼈 및 관절연골의 중복병변 |

C40~C41.4 어디에도 분류할 수 없는 뼈 및 관절의 악성신생물

C43.8	Overlapping malignant melanoma of skin	피부 악성 흑색종의 중복병변
C44.8	Overlapping lesion of skin	피부의 중복병변
C46.8	Kaposi' s sarcoma of mulitiple organs	여러기관의 카포시 육종
C47.8	Overlapping lesion of peripheral nerves And autonomic nervous system	말초신경 및 자율신경계통의 중복병변

C48.8	Overlapping lesion of retroperitoneum And peritoneum	말초신경 및 자율신경계통의 중복병변
C49.8	Overlapping lesion of connective and soft tissue	결합 및 연조직의 중복병변
C50.8	Overlapping lesion of breast	유방의 중복병변
C51.8	Overlapping lesion of vulva	외음부의 중복병변
C53.8	Overlapping lesion of cervix, uteri	자궁경부의 중복병변
C54.8	Overlapping lesion of corpus uteri	자궁체부의 중복병변
C57.8	Overlapping lesion of female genital Organs	여성생식기관의 중복병변

C51~C57.7, C58 어디에도 분류할 수 없는 여성 생식기관의 악성신생물

C60.8	Overlapping lesion of penis	음경의 중복병변
C63.8	Overlapping lesion of male genital organs	여성생식기관의 중복병변
C68.8	Overlapping lesion of bladder	방광의 중복병변
C69.8	Overlapping lesion of eye and adnexa	눈 및 부속기의 중복병변
C71.8	Overlapping lesion of brain	뇌의 중복병변
C72.8	Overlapping lesion of brain and other parts of central nervous system	뇌 및 중추신경계통의 기타부분의 중복병변
C75.8	Plurglandular involvement,unspecified	상세불명의 다선성 침범

★ 신생물의 발생한 부위가 **인접해 있으면서 원발부위를 알 수 없는 경우** 4단위 분류 .8로 분류하지 않고 **지정된 분류번호가 있으면 그대로 코딩**한다.

　예 Carcinoma of junction rectosigmoid　　　　M8010/3, C19
　　직장구불결장 이행부의 암종

♣ 연속적으로 이어지는 부위에 발생한 신생물에 대하여 원발과 속발을 아는 경우에는 각각 분류한다.
　예 Squamous cell carcinoma of transverse colon metastatic decending colon
　　M8890/3, M8890/6, C18.2, C78.5
　　횡행결장에서 전이된 하행결장의 평활근육종

♣ 해부학적 부위가 한 장기 안에서 신생물 발생부위가 인접하게 발생하지 않은 경우에는 장기코드의 4단위 분류에 .9로 코딩한다.

예) Giant cell carcinoma of upper lobe and lower lobe   M8031/3, C34.9

상엽과 하엽의 거대세포암종

♣ 과거에 신생물의 발생한 부위가 재발한 경우 현재 악성신생물이 재발한 부위에 대하여 원발부위로 분류하고 재발한 악성신생물을 나타내는 U99를 부가코드로 사용한다.

예) Recurrent rectal cancer   M8000/3, C20, U99

♣ Ectopis이란 원래 자리에서 벗어난 것을 의미한다. 즉 정상적인 위치에서 떨어져 위치하는 것이다. **이소성 조직의 악성 신생물은 발생한 부위인 상세불명 코드.9로 분류**한다.

예) Ectopic metastatic teratoma ovaril   M9080/3 C56.9

이소성 악성 난소 기형종

⑥ C76~ C80 Malignant neoplasms of ill defined Secondary and unspecified sites

불명확한, 이차성 및 상세불명부위의 악성신생물

C76~ C80 항목은 암에 대한 원발 부위의 명백한 표시가 없거나 암의 원발부위의 언급이 없거나 "파종성", "분산된" 또는 "확산된" 것으로 언급한 것에 대한 악성 신생물을 포함한다.

♣ 신생물이 인접한 부위에 발생하였지만 원발부위를 모를 때 C76._으로 분류한다.

예) Adenocarcinoma of intrathoracic   M8140/3, C76.1

흉곽내의 선암종

♣ 원발부위의 암이 인접한 다른 장기로 옮겨간 경우 전이라고하며 C77~C79에서 분류한다. 전이성 신생물은 항상 악성이다.

전이를 의미하는 용어는 다음과 같다.

Metastatic(전이), extended to(~~로 확장되다), secondary(이차성), spread to(--로 퍼지다), scattered(산발적인), spread(확산, 전파), infiltrated(침윤된), disseminated(파종된) 원발부위와 전이부위가 기술되어 있는 경우 각각 분류한다.

예) Fibrosarcoma of ureter extended to bladder   M8810/3, C66, C79.10

♣ 의무기록지의 기록에 from 원발부위 to 전이부위로 기술된 경우

★ from 원발부위 to 전이부위

원발부위와 전이부위를 각각 분류한다.

⑩ Adenocarcinoma from stomach to small intestinal   M8140/3 C16.99, C78.4

   위에서 소장으로 전이된 선암종

★ from 원발부위

   원발부위만 기술한다

   ⑩ Infiltrating duct carcinoma from breast   M8500/3 C50.99

   침윤성관상 유방암

★ to 전이부위

   전이부위만 기술한다

   ⑩ Adenocarcinoma to bronchus   M8140/3, C78.09

   기관지의 선암종

♣ 원발인지 전이된 것인지 부위에 대한 명시가 없으며 신생물의 형태학이 "cancer NOS,carcinoma
  NOS, Malignancy NOS, Malignant cachexia NOS로 표기된 경우에는 C80으로 분류한다.

   ⑩ Malignant cachexia   M8000/3, C80

   악성 카켁시아

♣ 원발부위나 전이부위를 의무기록지에서 확인할 수 없을 때

★ morphology(형태학)에서 해부학적 코드가 있는 경우 형태학코드와 해부학적 코드를 코딩한다.

   ⑩ Retinoblastoma   M9510/0 D31.2

   망막모세포종

★ 림프노드 또는 림프절에 발생한 신생물은 모두 전이성으로 간주하여 C77._으로 분류한다.

   ⑩ malignant thymoma intrathoracic lymph nodes   M8580/3 C77.1

   흉곽내 림프절의 악성 가슴샘종

★ 전이성 부위가 아닌 경우에는 모두 원발로 코딩한다.

   전이성으로 간주되는 부위 : 뇌, 뇌막, 뼈, 흉막, 복막, 림프절, 척수, 폐

⑦ C81~C96 Malignant neoplasms, of lymphoid, haematopoietic of lymphoid, and Related tissue

　　림프, 조혈 및 관련 조직의 악성신생물

♣ 림프 및 조혈관련 신생물 C81~C85 코드에는 림프종이 발생한 해부학적 부위에 대하여 5단위 분류를 해야 한다. 제3권에는 림프종이 발생한 해부학적 부위가 기술되어 있지 않으므로 반드시 1권 가서 확인해야 한다.

　　예) Follicular lymphoma grade II of spleen　　　　　　　　　　　C82.96

　　　비장의 소포성 림프종 2등급

♣ T/NK 세포림프종은 림프절 이외의 림프조직에서 발생하는 T세포 및 NK 세포 계열의 림프종으로 주로 상기도, 위장관, 구개, 코, 피부에 발생하는 질환으로 C86으로 분류하였다.

♣ 림프 및 조혈관련 신생물이 다른 해부학적 부위로 전이되었다면 전이부위로 분류한다.

　　예) Small cell B-cell lymphoma with liver metastasis　　　　　　C83.0, C78.7

　　　간에 전이된 소세포 B 세포림프종

⑧ C97　Malignant neoplasms of independent(primary) Multiple sites

　　독립된(원발성) 여러부위의 악성 신생물

♣ 신생물이 여러 부위에 발생한 경우 발생부위에 대하여 모두 분류하여야 하며 C97을 주진단으로 코딩하여 준다(치료부위 명시 없음).

　　예) Squamous cell carcinoma cervical of esophagus, upper lobe and cervix

　　　M8890/3, C97, C15.0, C34.19, C53.9

　　　식도, 폐 상엽 및 자궁경부의 편평세포암종

♣ 신생물에 대하여 치료하는 부위가 명시되어 있다면 C97을 주진단으로 분류하지 않고 치료부위를 주진단으로 분류한다.

⑨ D00~D09 In situ neoplasms　제자리 신생물

♣ 상피내 신생물은 세포의 가장 바깥층에 위치하는 상피안에서만 암세포가 한정되어 있는 상태로 침윤이나 전이가 없는 신생물이다.

　　의무기록지에 In place, invasive, preinvasive, noninfiltration, intraepithelial, pre-infiltration, In situ라고 기재되어 있는 경우 행동양식은 /2이며 D00~D09에서 분류된다.

　　예) cervical intraepitheial carcinoma　　　　　　　　　　　　M8010/2, D06.9

　　　자궁목의 상피내 암종

♣ CIN(Cervical intraepithelial Neoplasia) 분화도

분화도란 암세포가 발생된 부위의 조직과 얼마나 닮았나하는 것을 나타내는 것으로 Grade로 표기한다.

악성종양의 분화도 중 CIN Ⅲ등급인 경우 D00~D09에서 분류한다.

의무기록지의 세포학결과지에 CIS(Carcinoma in situ), CIN(Cervical intraepithelial Neoplasia) Ⅲ, High-grade SIL, Severe dysplasia은 동일한 의미를 갖는다.

⑩ D10~D36 Benign neoplasms   양성 신생물

양성 신생물은 피낭이나 피막을 형성하고 전이와 재발이 안되며 D10~D36으로 분류된다.

　예) Clear cell tumour of submandibular   M8005/3 D36.0

　　아래턱의 투명세포종양

⑪ D37~D48 Neoplasms of uncertain or unknown behaviour   행동양식 불명 및 미상의 신생물

♣ 진성 적혈구증가증(D45), 골수형성이상증후군(D46), 만성골수증식질환(D47.1), 미결정의 단클론 감마병증(D47.2), 본태성 혈소판 증가증(D47.3), 골수섬유증(D47.4), 만성 호산구성 백혈병(D47.5)로 분류되었지만 행동양식 측면에서 악성신생물로 볼수 있기 때문에 행동양식 분류를 /3 형태로 재분류한다.

⑫ 신생물과 관련되는 Z code 사용

♣ 과거에 암을 앓은 과거력이 있는 경우에는 Z 코드로 부여하고 현재 내원한 질병에 대하여 분류한다(개인 과거력은 Z85._, 가족력은 Z80._).

의무기록지에 과거력에 대하여 암을 앓았다는 기록이 있다면 반드시 Z 코드를 부여해야 한다(경과기록지, 신체조사기록지, 간호기록지).

　예) I had a rectum carcinoma status post 3 years ago.   Z85.0

　　3년전 직장암종 수술을 한 상태

♣ 과거에 암으로 치료를 받은 이후 원발부위 재발도 없고 전이가 안된 상태에서 현재 질병이 발생하여 병원에 입원한 경우 **과거에 치료받은 암에 대하여서는 Z코드로 부여하고 현재 질병에 대하여 분류**한다.

　예) I had a gastric cancer status post 2 years ago,no recurrence   Z85.0

　　Calculus of bile duct with cholangitis   K80.30

　　2년전 위암 수술한 상태, 담관염을 동반한 담관결석

♣ 암을 치료받은 이후에 항암치료나 방사선 치료를 받기위하여 또는 암의 재발에 대한 검사를 받기 위하여 내원한 경우에도 Z코드로 분류한다.

암에 대한 완치여부를 알 수 없다면 Z코드와 함께 C코드로 분류해야 한다.

예1 Admitted for intravenous administration anticancer chemotheraphy

previous radical total gastrectomy for gastric cancer　　　　Z51.1, C16.99

이전에 위암으로 근치전체위절제술 상태로 항암제를 정맥내 투여를 하기 위하여 입원함

예2 Follow-up exam of thyroid carcinoma no recurrence

Radiotherapy state post　　　　　　　　　　　　　　　　　Z08.1, Z85.8

갑상선암에 대한 추적검사, 재발없으며 방사선치료한 상태

♣ 암을 예방하기 위하여 절제술을 받거나 암 치료후 환자의 상태가 회복기에 있거나 또는 암을 발견하기 위한 선별검사를 하는 경우에도 Z코드로 분류한다.

예1 Admitted for oophorosalpingectomy for prophylaxis of breast and ovarian cancer

Z40.0

유방암과 난소암을 예방하기 위한 난소난관절제술을 위하여 입원

예2 Screening test for liver cancer　　　　　　　　　　　　　　Z12.8

간암에 대한 선별검사

⑬ 기타분류준칙

♣ # 표시가 있는 해부학적 부위에 암세포형태가 편평상피세포 암종이거나 표피양 암종인 경우

➡ 해부학적 부위의 피부 악성신생물로 분류한다.

예1 epidermoid carcinoma of back　　　　　　　　　　　　　C44.5

등의 표피양 암종

표시가 있는 해부학적 부위에 암세포형태가 유두종인 경우

➡ 해부학적 부위의 피부 양성 신생물로 분류한다.

예2 papilloma of knee　　　　　　　　　　　　　　　　　　　D23.7

무릎의 유두종

\# 표시가 있는 해부학적 부위에 암세포 형태가 육종이면

　→ 결합조직으로 분류한다.

예3 Fibrosarcoma of hand   C49.1

　　손의 섬유육종

♣ 〈〉표시가 있는 부위의 해부학적 부위 암세포 형태가 암종 또는 선암종이면 전이된 것으로 분류한다.

예 Adenocarcinoma of costovertebral   C79.50

　　늑골척추의 선암종

❖ 연/습/문/제

01 Acute myelocytic leukemia
　　급성 골수성 백혈병

02 Malignant rectal carcinoma
　　악성 직장암종

03 Metastatic adenosquamous carcinoma of bladder Primary site unknown
　　방광의 전이된 선편평세포 암종

04 Adenocarcinoma of ascending colon
　　상행결장의 선암종

05 Giant cell type of RLL (Right Lung Lobe)
　　Metastatic Giant cell type of liver
　　우하엽의 거대세포 암종
　　간에 전이된 거대세포암종

06 Small cell lung cancer
　　소세포 폐암

07 Papillary serous cystadenocarcinoma of right ovary
　　우측 난소의 유두상 장액성 낭선암종

08 Rectal cancer with multiple liver metastasis
　　직장암과 간에 전이

09 Cervical intraepithelial neoplasia, grade III
　　자궁목 상피내 종양(분화도 3등급)

10 Scca(sequamoscellcarcinoma) of cervical
　　자궁경부의 편평세포암종

11 Transitional Cell Carcinomaof urethra
요도의 이행세포암종

12 AGC(Advanced Gastric Cancer) (stomach body to antrum)
위의 소만부위를 포함하는 진행된 위암

13 Squamous cell carcinoma, of splenic flexure colon cancer, Lung metastasis
지라 굴곡부 결장의 편평세포암종, 폐에 전이

14 Spindle cell carcinoma of bronchus, duodeum, pancreatic Lymph node
기관지, 십이지장 및 췌장림프노드의 방추세포암종

15 Hodgkin lymphoma of spleen
비장의 호지킨 림프종

16 malignant carcinoma intra-abdominal lymph nodes
복강내 림프절의 악성 암종

17 hepatoma
간암

18 Mucoepidermoid carcinoma of parotitis metastatic stomach
이하선의 점액표피양 암종이 위로 전이됨

19 Adenocarcinoma of rectovaginal
직장질의 선암종

20 Recurrent small cell carcinoma of left lung lobe
재발한 좌측폐의 소세포암종

III 혈액 및 조혈기관질환

D50~D53	Nurtritional anaemias	영양성 빈혈
D55~D59	Haemolytic anaemias	용혈성 빈혈
D60~D64	Aplastic and other anaemias	무형성 및 기타빈혈
D65~D69	Coagulation defects,purpura and other haemorrhagic conditions	응고결함, 자반 및 기타 출혈성 병태
D70~D77	Other disease of blood and blood forming organs	혈액 및 조혈기관의 기타 질환
D80~D89	Certain disorders involving the immune mechanism	면역메커니즘을 침범하는 특정장애

① D50~D53 Nurtritional anaemias   영양성 빈혈

♣ 빈혈은 종류에 따라 분류한다.

　예 Dietary folate deficiency anaemia　　　　　　D52.0

　　식사성 엽산빈혈

♣ 선천성 빈혈, 태아실혈, 신생아 출혈, 임신으로 인하여 태아에 영향을 주는 빈혈은 P코드로 분류한다.

　예 Newborn hemorrhagic anaemia　　　　　　P61.3

　　신생아의 출혈성 빈혈

　＊실혈 : 출혈에 의하여 다량의 혈액이 상실되어 혈액순환에 문제가 생긴상태

♣ 임신, 산후기, 분만 및 유산상태의 환자가 빈혈이 있는 경우에는 O코드로 분류한다. 빈혈의 종류를 확인할 수 있다면 빈혈을 나타내는 D코드와 O99.0코드로 분류한다.

　예 Iron deficiency anemia in IUP at 39 Weeks　　D50.9 O99.0

　　임신39주 중 빈혈

② D55~D59 Haemolytic anaemias   용혈성 빈혈

♣ 약물 복용으로 인하여 빈혈이 발생한 경우에는 약물감별을 위한 손상외인 코드와 빈혈코드를 부여한다.

예 Antibiotic(Isotretinion) induced haemolytic anaemia   D59.0, Y40.9

     항생제(이소트레티노인)으로 인한 용혈성빈혈

③ D60~D64 Aplastic and other anaemias   무형성 및 기타빈혈

♣ 빈혈에서 이원분류(D63._*)

   - 결핵성 빈혈

   예 Tuberculous anaemia   A18.88 † D63.8*

   - 골수섬유성 빈혈

   예 Myologenous anaemia   D47.1 † D63.0*

   - 말라리아 빈혈

   예 Malarial anaemia   B54 † D63.8*

   - 신생물에서 오는 빈혈

   예 Anaemia in colon cancer   C18.9 † D63.0*

   결장암으로 인한 빈혈

   신생물코드에 질병의 원인을 나타내는 † 를 붙여준다

④ D65~D69 Coagulation defects, purpura and other haemorrhagic conditions

    응고결함, 자반 및 기타 출혈성 병태

♣ 혈우병은 혈액내의 응고인자(피를 굳게 하는 물질)이 부족하게 되어 발생하는 질병이다 혈우병은 부족한 응고인자에 따라 혈우병 A, 혈우병 B(크리스마스병), 혈우병 C로 나뉘며 D66, D67, D68로 분류하였다.

   예 Herediary factor ⅩⅠ deficiency   D68.1

     혈우병 11인자의 결핍

   혈우병 A는 혈장내 제 8번 응고인자 부족, 혈우병 B는 제 9번 인자가 부족한 경우 및 혈우병 C는 제11번인자가 부족하여 발생한다.

⑤ 이장의 별표항목은 다음과 같다

    D63*   Anaemia in chronic disease calssified elsewhere

                   달리 분류된 만성질환에서의 빈혈

    D77*   Other disorders of blood and blood-forming organs in disease classification elsewhere

                   달리 분류된 질환에서의 혈액 및 조혈기관의 기타장애

⚛ 연/습/문/제

01 ITP(Idiopathic thromnbocytopenic purpura)
특발성 혈소판 감소증

02 Alpastic anemia
무형성 빈혈

03 Leukocytosis
백혈구 증가증

04 Chronic hemorrhage anemia
만성 출혈성 빈혈

05 Anemia in pregnancy at 33 weeks
임신 33주의 빈혈

06 Haemolytic anemia disease of fetus
태아의 용혈성 빈혈

07 Hemophilia B
혈우병 B형

08 Acute anemia due to blood loss
실혈에 의한 급성빈혈

09 DIC(Disseminated intravascular coagulation)
파종성 혈관내 응고

10 Congenital dyserythropoietic anaemia
선천성 적혈구생성이상 빈혈

11 Leukocytosis
백혈구증가증

12 Secondary Erythrocytosis due to chronic lung disease
만성 폐 질환 때문에 발생한 이차성 적혈구증가증

13 Wiskott-Aldrich syndrome
비스코트-올드리치 증후군

14 Selective deficiency of immunoglobulin A
면역글로불린 A의 선택적 결핍

15 Infarction of spleen
비장의 경색증

Ⅳ 내분비 질환

E00~E07	Disorders of thyroid gland	갑상선 기능장애
E10~E14	Diabetes mellitus	당뇨병
E15~E16	Other disorders of glucose regulation and pancreatic internal secretion	포도당 조절 및 췌장 내분비의 기타장애
E20~E35	Disorders of other endocrine glands	기타 내분비선의 장애
E40~E46	Malnutrion	영양실조
E50~E64	Other nutritonal deficiencies	기타 영양결핍
E65~E68	Obesity and other hyperalimentation	비만 및 기타 과다영양
E70~E90	Metabolic disorders	대사장애

① E00~E07 Disorders of thyroid gland   갑상선 기능장애

♣ 신생물과 관련되어 내분비선의 기능과다 및 기능저하가 있는 경우 신생물 코드를 주진단으로 주고 내분비 코드를 추가적으로 분류한다.

예 Medullary thyroid cancer   C73

　　C-Cell hyperplasia of thyroid   E07.0

　　갑상선 수질암

　　갑상선의 C세포 증식

♣ 요오드 결핍과 관련된 갑상선기능저하증은 E00~E02로 분류되며 정신발육 지연과 관련된 경우에는 F70~F79를 추가 분류할 수 있다.

예 Cretinism of hypothyroid type with moderate mental retardation   E00.1, F71

　　중증도의 정신지연을 동반한 갑상선기능저하 타입의 크레틴병

♣ 미만성 갑상선종은 갑상선 기능상태가 정상일 때 비중독성이라고 하며 기능항진일때 중독성이라고 한다.

예 Thyrotoxicosis with diffuse goitre   E05.0

　　미만성 갑상선종(고이터)를 동반한 갑상선독증

♣ 갑상선염이 감염으로 인하여 발생한 경우에는 E코드와 감염원을 나타내는 B95~B98을 추가적으로 분류할 수 있다.

> 예 Acute thyroiditis due to adenovirus agents E06.0 B97.0
>
> 아데노 바이러스로 인한 급성갑상선염

♣ 신생물로 인하여 내분비 질환이 생긴 경우에는 신생물 코드와 내분비 코드를 분류한다.

> 예 Hyperthyroidism due to thyroid carcinoma C73, E05.90
>
> 갑상선 암종으로 인한 갑상선기능항진증

② E10~E14 Diabetes mellitus   당뇨병

♣ 당뇨는 다음과 같이 구분하며 제1권에서 분류한다

> 인슐린 의존성 당뇨(E10), 비인슐린 의존성 당뇨(E11), 영양실조에 관련된 당뇨(E12), 약물유발성 당뇨(E13), 원인을 모르는 경우의 당뇨(E14)로 구분한다.

♣ 당뇨는 합병증을 유발하므로 당뇨Type에 따라서 합병증을 4단위 및 5단위로 분류한다.

> 예 Insulin dependent diabetes mellitus with diabetic cataract E10.34 † H28.0*
>
> 당뇨병성 백내장을 동반한 인슐린 의존성 당뇨

♣ 당뇨로 인한 합병증이 여러 개일 때는 당뇨type.7을 부여한 후 당뇨로 인한 합병증에 대하여 각각 분류한다.

> 예 Non insulin dependent diabetes mellitus with peripheral neuropathy,
>
> Acute renal failure, ketoacidosis
>
> E11.7, E11.41 † G63.2*, E11.22 † N08.3*, E11.10
>
> 말초신경병증, 급성신장기능 상실, 케토산증을 동반한 비인슐린 의존성 당뇨

♣ 약물복용으로 췌장의 베타세포 파괴로 인하여 당뇨가 발생한 경우에는 손상외인 분류인 약물화학물질표에서 추가적인 분류를 한다.

> 예 Diabetes mellitus following streptozotocin administration E13.9, Y43.3
>
> 스트렙토조토신 투여로 인한 당뇨

③ E15~E16 Other disorders of glucose regulation and pancreatic internal Secretion
포도당 조절 및 췌장 내분비의 기타장애

♣ 약물로 인하여 저혈당 또는 비당뇨성 저혈당 혼수가 발생한 경우에는 E코드와 약물 분류코드를 추가적으로 분류한다.

예 nondiabetic hypoglycaemia coma due to glibenclamide overdose   E15, Y42.3
글리벤클라마이드 과다복용으로 인한 비당뇨성 저혈당 혼수

④ E20~E35 Disorders of other endocrine glands   기타 내분비선의 장애

♣ 프로락틴 호르몬에 의하여 유즙이 분비된다. 프로락틴 호르몬이 과다분비되어 유즙이 산모가 아닌 상태에서 모유와 같이 흐르는 젖흐름증은 내분비 호르몬 관련한 E코드로 분류하지 않고 N코드로 분류한다.

예 Galactorrhoea   N64.3
유즙분비

♣ 내분비 장애의 이원분류

예 Tuberculosis of thyroid gland   A18.8†, E35*
- 갑상선의 결핵

예 Tuberculosis of Addison's disease   A18.7†, E35*
- 결핵성 에디슨병

예 Waterhouse Friderichsen syndrome   A39.1†, E35*
워터하우스-프리데릭센증후군

⑤ 내분비 장애의 후유증

E64는 영양실조 및 기타 영양결핍의 후유증, E68은 과다영양의 후유증을 나타낸다.

예 Nutritional due to gastric cancer   C16.99, E64.9
위암으로 인한 영양실조

⑥ E70~E90 Metabolic disorders   대사장애

♣ E86 체액용적고갈은 탈수를 의미하며 설사(A09)를 많이하면 탈수가 생긴다 설사로 인한 탈수이므로 설사코드만 부여한다.

신생아 탈수는 P 코드로 분류하며 탈수가 발생한 경우에 E86을 부여한다.

⑦ 임신과 관련된 내분비 질환은 O99.2로 분류하며 임신성 당뇨는 O24._으로 분류한다

   예) DM in Pregnancy   O24.9

     임신 중 당뇨

⑧ 이장의 별표항목은 다음과 같다

   E35*   Disorders of endocrine glands in diseases classified elsewhere

                 달리 분류된 질환에서의 내분비선의 장애

   E90*   Nutritional and metabolic disorders in disease classified elsewhere

                 달리 분류된 질환에서의 영양 및 대사장애

❖ 연/습/문/제

01 Insulin dependent diabetes mellitus with end stage renal disease, retinopathy, Hypoglycemia
저혈당, 망막병증, 말기신장질환을 동반한 인슐린 의존성 당뇨

02 Primary hyperparathyroidism
원발성 부갑상선기능항진증

03 Pregnancy at 22 weeks
Hypothyrodism
임신 22주
갑상선기능저하증

04 Tuberculosis of Addison' s disease
결핵성 에디슨 병

05 SIADH(syndrome of inappropriate secretion of antidiuretic hormone)
부적절항이뇨호르몬분비증후군

06 Diabetes mellitus with ulcer and gangrene, mononeuropathy
단일신경병증, 궤양과 괴저를 동반한 당뇨

07 Polycystic ovarian syndrome
다낭성 난소 증후군

08 Primary hyperaldosteronism
원발(성) 알도스테론과잉(증),

09 Pregnancy at 32 weeks
Dehydration
임신 32주
탈수

10   Diabetes arthropathy
     관절병증

11   Iatrogenic Cushing syndrome
     의인성 쿠싱 증후군

12   Hypoglycemia
     저혈당증

13   Pregnancy at 30 weeks
     Subacute thyroiditis
     임신 30주
     아급성 갑상선염

14   Diabetes mellitus
     당뇨병

V　정신 및 행동장애

F00~F09	Organic, including symptomatic, mental disorder	증상성을 포함하는 기질성 정신장애
F10~F19	Mental and behavioural disorders due to psychoactive substance use	정신활성물질 사용에 의한 정신 및 행동장애
F20~F29	Schizophrenia,schizotypal and delusional disorders	정신분열증, 분열형 및 망상성 장애
F30~F39	Mood[affective] disorders	기분[정동]장애
F40~F48	Meurotic, stress related and somatoform disorders	신경증적, 스트레스와 연관된 신체형 장애
F50~F59	Behavioural syndromes associated with psysiological disturbances and physical factors	생리적 장애 및 신체적 요인들과 수반된 행동증후군
F60~F69	Disorders of adult personality and behavious	성인 인격 및 행동장애
F70~F79	Mental retardation	정신지연
F80~F89	Disorders of psychological development	심리 발달장애
F90~F98	Behavioural and emotional disorders with onset usually occurring in Childhood and adolsesence	소아기 및 청소년기에 주로 발생하는 행동 및 정서장애
F99	Unspecified mental disorder	상세불명의 정신장애

♣ 정신 및 행동장애는 진단명이나 용어에 대하여 제1권에 해설해 놓은 것을 참조한다.

　　예 F06.6　Organic emotionally labile disorder

　　　　　　기질성 정서불안정 장애

정서적 요실금 또는 불안정성, 피로 및 다양한 불쾌한 신체감각 및 통증을 특징으로 하니 기질성 장애의 결과로 발생하는 장애

① F00~F09 Organic, including symptomatic, mental disorder

증상성을 포함하는 기질성 정신장애

♣ 치매는 방향감각, 시공간 능력, 언어능력, 기억력, 계산능력 등 학습능력을 포함하여 진행성의 뇌 질환을 치매라고 한다.

치매는 알츠하이머 치매, 혈관성 치매, 상세불명의 치매, 피크병에서의 치매로 크로이츠펠트 - 야콥병에서의 치매, 헌팅톤병에서의 치매, 파킨슨병에서의 치매, 인체면역결핍바이러스에 의한 치매로 구분된다.

알츠하이머 치매는 65세 이전에 발병한 경우 조기치매, 65세 이상 발병한 경우에는 만기로 나뉜다.

알츠하이머 치매는 이원분류한다.

　예) Dementia in Alzheimer's disease with late onset　　　　　　　F00.1† G30.1*

　　만기에 발생한 알츠하이머 치매

♣ 기질적 손상이 있다 ➜ 신체적으로 뇌에 이상이 있거나 정신행동에 이상이 있는 경우이다.

기질적 손상이 없다 ➜ 신체적으로 문제가 없다. 정신행동에 이상이 없다.

　예) Organic affective disorder　　　　　　　　　　　　　　　　F06.3

　　기질성 기분장애

② F10~F19 Mental and behavioural disorders due to psychoactive substance use

정신활성 물질사용에 의한 정신 및 행동장애

♣ F10~F19._은 4단위 분류를 위하여 1권 가서 확인한 후 분류한다.

　　　　　　　➜ 임상상태

정신활성물질

4단위에서는 정신활성물질로 인하여 발생한 임상상태에 대하여 분류하였다.

정신활성물질은 담배, 술, 본드, 진정제, 마약 같은 물질을 의미한다.

　예) Cocaine addiction　　　　　　　　　　　　　　　　　　　F15.2

　　코카인 중독

　　Psychotic disorder due to hallucinogens　　　　　　　　　F16.5

　　환각제 사용으로 정신병적 장애

♣ 정신 및 행동장애에 영향을 미치는 정신활성물질이 2가지 이상인 경우에는 정신 및 행동장애에 많은 영향을 준 것을 주진단으로 하고 나머지는 부진단으로 한다.

♣ F19._ 코드는 정신활성 물질이 2개 이상이면서 정신활성물질을 정확히 모르고 불확실할 경우 분류한다.

③ F30~F39 Mood[affective] disorders　기분[정동]장애

♣ 정동장애는 기분이 우울하거나 감정이 너무 좋은 증상을 가지는 것을 의미하며 우울한 상태와 감정이 너무 좋은 조병(조증)상태를 같이 동반되는 경우 양극성 장애라고 하고 한가지만 가져오는 경우를 단극성장애라고 한다.

과거에 조병 또는 우울병에 대한 에피소드가 있는 경우에는 F31._으로 분류한다.

　예 3년전 Medication for depressive　　　　　　　　　　　Z86.5

　　　Admitted for bipolar mania with psychotic symptoms　　　F31.2

　　　3년전 우울병 치료

　　　현재 정신병적 증상이 있는 양극성 조병을 치료하기 위하여 입원

④ F40~F48 Meurotic, stress related and somatoform disorders

　　신경증적, 스트레스와 연관된 신체형 장애

♣ 신체화장애(Somatization disorder)는 내과적으로 아무런 이상이 없지만 심리적 스트레스가 주원인으로 다양한 신체증상을(예 복통, 현기증, 월경통 등) 나타내는 것을 말한다. 신체화 장애는 2년 이상 오래 지속이 되면 F45.0로 분류되고 2년 이하 지속되는 경우에는 미분화형 신체화장애인 F45.1로 분류된다.

　　예 Somatiztion disorder (Over two years)　　　　　　　F45.0

　　　신체화 장애(2년 이상)

⑤ F50~F59 Behavioural syndromes associated with psysiological disturbances and physical factors

　　생리적 장애 및 신체적 요인들과 수반된 행동증후군

♣ 심리적 장애로 인한 구토일 경우 F코드로 분류하지만 환자가 임신중에 발생할 성우에는 O코드로 분류한다.

　　예 Vomiting associated with psychological disturbances complicating pregnancy at 32 weeks

　　　O21.9

　　　임신 32주, 심리적 장애와 연관된 구토

♣ 산후기(분만후 6주) 우울증인 경우 F53._으로 분류한다.

　　예 Postpartum depression　　　　　　　　　　　　　F53.0

　　　분만후 우울증

♣ 임신, 출산 및 산후기에 발생하는 정신장애는 우울증을 제외하고 O99.3과 정신질환을 나타내는 F코드로 분류한다.

> ㉠ Depressive with anxiety complicating pregnancy at 30 weeks   O99.3, F41.2
>   임신 30주에 합병된 불안을 동반한 우울증

♣ 심인성으로 질병이 발생한 경우에는 심인성을 나타내는 F54를 주진단으로 현재 발생한 질병에 대하여 부가진단으로 분류한다.

> ㉠ Psychogenic mucous colitis   F54, K51.9
>   심인성 점액성 결장염

⑥ F70~F79 Mental retardation   정신지연

♣ 정신발육지연은 숙련된 진단전문 의사가 지능검사에 의하여 평가된 결과에 따라 정신발육등급이 결정된다.

F70~F79은 정신발육 손상정도에 따라 4단위 분류를 .0, .1, .8, .9로 분류하므로 반드시 1권 가서 확인하고 분류한다.

> ㉠ Severe mental retardation significant impairment of behaviour requiring Attention   F72.1
>   심각한 행동장애로 주의를 필요로 하는 중증의 정신발육지연

♣ 정신지연은

P00~P04	모성 요인과 임신, 진통 및 분만의 합병증에 의해 영향을 받은 태아 및 신생아
P05	태아 발육지연
P07	저체중 출산
P10	출산손상으로 인한 두개강내 열상 및 출혈
P11	중추신경계의 출산손상
P15.9	상세불명의 출산손상
P20	자궁내 저산소증
P21	출산질식
P35	선천성 바이러스 질환
P37	기타 선천성 감염 및 기생출질환
P52	태아 및 신생아의 두개강내 비외상성 출혈
P90	신생아의 경련
P91	신생아의 대뇌상태의 기타장애

의 결과로 간주한다고 제2권에 명시되어 있다.

⑦ F80~F89 Disorders of psychological development   심리 발달장애

♣ 언어, 시각-공간적 수행능력과 운동조절에 대한 기능 장애가 주로 유아기(1세부터 6세까지), 소아기(15세까지)에 발생하는 장애에 대하여 F80~F89으로 분류한다.

예 Development dysphasia   F80.2

발달성 언어장애

⑧ 이장의 별표항목은 다음과 같다

F00*   Dementia in Alzheimer's disease

알츠하이머병에서의 치매

F02*   Dementia in other diseases classified elsewhere

달리 분류된 기타 질환에서의 치매

⋯ 연/습/문/제

01 Dementia in Alzheimer's disease with early onset
조기에 발생한 알츠하이머 치매

02 Dementia in Parkin's disease
파킨슨병에 의한 치매

03 Organic personality disorder
기질성 인격장애

04 Hypnagogue addiction
수면제 중독

05 Acute hallucinogens intoxication
급성 환각제 중독

06 Delusional disorder
망상장애

07 Schizoaffective disorders
분열정동성 장애

08 Severe depressive with psychotic symptoms
정신병적 증상을 동반한 중증의 우울병

09 Affective personality disorder
social phobias
paroxysmal anxiety
정동성 인격장애
사회공포증
우발적 발작성 불안

10 Psychogenic asthma
심인성 천식

11 Mild mental retardation other impairment of behaviour
기타 행동장애가 있는 경미한 정신발육지연

12 Hyperkinetic disorders
과다운동장애

13 Histrionic personality disorder
히스테리성 인격장애

14 Depressive disorder
우울장애

15 Panic disorder
공황장애

VI 신경계통 질환

G00~G09	Inflammatory disease of the cenrtral nervous system	중추신경계통의 염증성 질환
G10~G14	Systemic atrophies primarily affecting the central nervous system	일차적으로 중추신경계통에 영향을 주는 계통적 위축
G20~G26	Extrapyramidal and movement disorders	추체외로 및 운동 장애
G30~G32	Other degeneration disease of the central nervous system	신경계통의 기타 퇴행성 질환
G35~ G37	Demyelinating disease of the central nervous system	중추신경계통의 탈수초 질환
G40~G47	Episodic and paroxysmal disorders	우발적 및 발작성 장애
G50~G59	Nerve, nerve root and plexus disorders	신경, 신경뿌리 및 신경통 장애
G60~G64	Polyneuropathies and other disorders of the peripheral nervous system	다발신경병증 및 말초신경계통의 기타장애
G70~G73	Disease of myoneural juction and muscle	근신경이행부 및 근육질환
G80~G83	Cerebral palsy and other paralytic syndromes	뇌성마비 및 기타 마비증후군
G90~G99	Other disorders of the nervous system	신경계통의 기타장애

♣ 신경계통 질환이 신생아와 관련될 때는 P코드로 부여하고 임신 출산 및 유산에 관련될 때는 O99._ 코드로 부여한다.

예) Cerebral edema due to birth injury   P11.0
출산손상에 따르는 대뇌부종

Encephalomeningitis complicting pregnancy at 32   O99.3, G04.9
임신 32주의 뇌수막염

① G00~G09 Inflammatory disease of the cenrtral nervous system
　중추신경계통의 염증성 질환

♣ 이원분류

★ 다른 코드에서 분류된 수막염을 세균성 질환 또는 기생충 질환에 따라 G01*과 G02*으로 분류한다.

　㉑ Gonococcal Meningitis　　　　　　　　　　　A54.8 † G01*

　　Adenoviral Meningitis　　　　　　　　　　　A87.1 † G02.0*

　　임균성 수막염

　　아데노바이러스 수막염

★ 다른 코드에서 분류된 뇌염, 척수염 및 뇌척수염을 세균성, 바이러스성 또는 기생충 질환에 따라 G05._*
　4단위에서 분류하였다.

　㉑ Tuberculous Encephalitis　　　　　　　　　A17.8 † G05.0*

　　결핵성 뇌염

　　Cytomegaloviral Encephalitis　　　　　　　B25.8 † G05.1*

　　거대세포바이러스 뇌염

　　Eosinophilic meningoencephalitis　　　　　　B83.2 † G05.2*

★ 다른 코드에서 분류된 두개강내 및 척수내 농양 및 육아종은 G07*로 분류한다.

♣ 후유증

★ 수막염(G01*과 G02*), 뇌염, 척수염 및 뇌척수염(G05*), 두개강내 및 척수내 농양 및 육아종
　(G07*)의 후유증은 원인을 나타내는 감염성 및 기생충 질환의 후유증 코드 B90~B94코드와 같이 분류
　한다.

　㉑ Epilepsy due to adenoviral encephalitis　　　G40.90, B94.1

　　아데노바이러스로 인한 간질

　　아데노바이러스 뇌염은 G05.1* 이고 *의 원인이 되는 간질의 후유증은 B94.1로 분류한다.

★ G00~G09의 분류에서 *가 없는 분류번호의 후유증은 현재 질병명과 함께 G09로 분류한다. 즉 G09는
　주된병태를 분류시 단독분류가 안되며 현재 남아있는 잔여병태를 주된병태로 분류하고 G09를
　추가적으로 분류한다.

예 Mild mental retardation with impairments of behaviour

Sequela of meningoencephalitis   F70.8, G09

행동장애를 동반하는 경미한 정신지연

수막뇌염의 후유증

② G30~G32 Other degeneration disease of the central nervous system

신경계통의 기타 퇴행성 질환

♣ 신경계통의 퇴행성 질환이 정신적 장애와 동반될 때에는 이원분류 또는 정신적 장애를 추가적으로 분류할 수 있다. 알츠하이머병은 65세를 기준으로 65세 이전이면 조기, 65세 이상이면 만기로 분류한다.

예 Dementia in Alzheimer's disease with early   G30.0 † F00.0*

알츠하이머에서의 치매

③ G40~G47 Episodic and paroxysmal disorders 우발적 및 발작성 장애

♣ G40은 난치성 간질의 동반여부를 표시하기 위하여 5단위 분류한다.

예 West's syndrome with intractable epilepsy   G40.41

난치성 간질을 동반한 웨스트 증후군

♣ 편두통의 원인이 약물인 경우에는 편두통과 약물분류를 추가번호로 부여한다.

예 Migraine due to analgesics drug abuse   G43.9, T39.8

④ G80~G83 Cerebral palsy and other paralytic syndromes

뇌성마비 및 기타 마비증후군

♣ 편마비(G81), 하반신 및 사지마비(G82), 기타 마비증후군(G83) 증상의 원인이 기록은 되어 있지만 주된 진료를 받지 않은 경우 주된병태로 분류하지 못하고 부가적으로 분류하며 G81~G83의 마비 자체에 주된 진료를 받은 경우에는 주된병태로 분류할 수 있다. 즉 마비의 원인을 주된 질병을 분류할 때 G81~G83을 추가적으로 분류할 수 있다(제2권 참조).

편마비는 침범부위를 표기하기 위하여 5단위 분류를 한다.

예1 Flaccid hemiplegia of right dominant side   G81.00

우측이 우세한 이완성 편마비

예2 Cerebral stroke three years ago   I64

Spastic hemiplegia of left dominant side   G81.11

3년전 뇌졸중

좌측이 우세한 강직성 편마비

⑤ 신경계통의 처치를 한 이후의 장애에 대하여 G97._으로 분류한다.

예 Intracrainal hypotension from ventricular shunting(removal of cerebrospinal fluid)

G97.2, Y84.4

뇌실측로술로 인한 두개강내 저혈압(뇌척수액 제거)

⑥ 이장의 별표항목은 다음과 같다

G01*   Meningitis in lacterial diseases classified elsewhere

달리 분류된 세균성 질환에서의 질환

G02*   Meningitis in other infectious and parastic disease classified elsewhere

달리 분류된 기타 감염성 및 기생충 질환에서의 수막염

G05*   Encephalitis myelitis and encephalomyelitis in diseases classified elsewhere

달리 분류된 질환에서의 뇌염, 척수염 및 뇌척수염

G07*   Intracranial and intraspinal abscess and granuloma in diseases classified Elsewhere

달리 분류된 질환에서의 두개강내 및 척수내 농양 및 육아종

G13*   Systemic atrophies primarrly affecting central nervous system in diseases classified elsewhere

달리 분류된 질환에서의 일차적으로 중추신경계통을 침범

G22*   Parkinsonnism in diseases classified elsewhere

달리 분류된 질환에서의 파킨슨증

G26*   Extrapyramidal and movement disorders in diseases classified elsewhere

달리 분류된 질환에서의 추체외로 및 운동장애

G32*   Other degenerative disorders of nervous system in diseases classified Elsewhere

달리 분류된 질환에서의 신경계통의 기타 퇴행성 장애

G46*   Vascular syndromes of brain in cerebrovascular diseases

뇌혈관질환에서의 혈관증후군

G53*   Cranial nerve disorders in diseases classified elsewhere

달리 분류된 질환에서의 뇌신경장애

G55*   Nerve root and plexus compressions un diseases classified elsewhere

달리 분류된 질환에서의 신경뿌리 및 신경총 압박

G59*   Mononeuropathy in diseases classified elsewhere

달리 분류된 질환에서의 단일신경병증

G63*   Polyneuropathy in diseases classified elsewhere

달리 분류된 질환에서의 다발신경병증

G73*   Disorders of myoneural junction and muscle in diseases classified Elsewhere

달리 분류된 질환에서의 근신경이행부 및 근육의 장애

G94*   Other disorders of brain in diseases classified elsewhere

달리 분류된 질환에서의 뇌의 기타 장애

G99*   Other disorders of nervous system in diseases classified elsewhere

달리 분류된 질환에서의 신경계통의 기타장애

⠿ 연/습/문/제

01 communicating hydrocephalus
교통성 수두증

02 Hydrocephalus
수두증

03 Tension headache
긴장형두통

04 Guillan-Barre Syndrome
orientation disturbance
겔랑바레증후군
지남력장애

05 Myasthenia gravis
중증근육 무력증

06 Meningococcal encephalitis
수막구균성 수막염

07 Tuberculous Meningitis
장티푸스성 수막염

08 Parkinson;s disease with dementia
치매를 동반한 파킨슨 증후군

09 Cerebral palsy
뇌성마비

10   Dementia in Alzheimer's disease with late
     만기의 알츠하이머에서의 치매

11   Generalized eplipsy without intractable
     난치성 간질을 동반하지 않은 전신성 간질

12   Monoplegia of upper limb
     팔의 단일마비

13   Reye's syndrome
     라이증후군

14   cerebrospinal fluid leak
     뇌척수액 누출

15   Idopathic peripheral autonomic neuropathy
     특발성 말초성 자율신경병증

VII 눈질환

H00~H06	Disorders of eyelid, lacrimal system and orbit	눈꺼풀, 눈물기관 및 안와의 장애
H10~H13	Disorders of conjunctiva	결막의 장애
H15~H22	Disorders of sclera, cornea, iris and ciliary body	공막, 각막, 홍체 및 섬모체의 장애
H25~H28	Disorders of lens	수정체의 장애
H30~H36	Disorders of choroid and retina	맥락막 및 망막의 장애
H40~H42	Galucoma	녹내장
H43~H45	Disorders of vireous body and globe	유리체 및 안구의 장애
H46~H48	Disorders of optic nerve and visual pathway	시신경 및 시가경로의 장애
H49~H52	Disorders of ocular musclers binocular movement, accommodation and refraction	안근, 양안운동, 조절 및 굴절 장애
H53~H54	Visual disturbances and blindness	시각장애 및 실명
H55~H59	Other disorders of eye and adnexa	눈 및 눈부속기의 기타장애

① H25~H28 Disorders of lens   수정체의 장애

♣ 백내장은 발병한 위치를 나타내기 위하여 5단위 분류를 한다.

　　예 Senile cataract of left　　　　　　　　　H25.91

　　　왼쪽의 노년성 백내장

♣ 임신 초기의 풍진이 원인으로 신생아가 태어나면서부터 수정체가 흐려져 있는 상태인 선천백내장
은 Q코드로 분류한다.

    예) Congential cataract   Q12.0

       선천성 백내장

♣ 외상성 백내장은 백내장을 유발한 원인을 나타내는 손상외인 코드를 추가적으로 분류한다.

    예) Traumatic cataract   H26.1

       The patient was a stick hit 5 weeks ago   w49.8

       외상성 백내장

♣ 당뇨합병증으로 인한 백내장은 H28.0*으로 내분비질환으로 인한 백내장은 H28.1*으로 분류한다.

    예) Insulin dependent diabetes melititis with diabetic cataract   E10.34 + H28.0*

       당뇨병성 백내장을 동반한 인슐린 의존성 당뇨

★ 당뇨와 상관없이 백내장이 발생한 경우에는 각각 분류한다.

    예) Non insulin dependent diabetes melititis   E11.9

       Cataracta brunescens   H25.1

       비인슐린성 당뇨

       갈색 백내장

② H40~H42 Galucoma   녹내장

♣ 녹내장은 녹내장 위치를 나타내기 위하여 H40코드는 5단위 세분류를 사용한다. 5단위인 경우에는 6단
위로 위치를 나타내므로 반드시 제1권을 참조한다.

    예)1 Acute angel-closure glaucoma of right eye   H40.200

       우측눈에 급성 폐쇄우각 녹내장

    예)2 open angle glaucoma of left eye   H40.10

       좌측눈에 개방성 우각 녹내장

♣ 외상성 또는 눈염증으로 인한 이차성 녹내장은 원인분류를 위하여 추가번호를 분류할 수 있다.

    예) Glaucoma secondaty to uvelitis   H40.4, H20.9

       포도막염에 의한 이차성 녹내장

③ H53~H54 Visual disturbances and blindness　시각장애 및 실명

♣ 실명을 포함한 시력상실은 H54._로 분류하였으며 실명에 대한 주된진료를 받아서 실명의 원인이 있는 경우 실명의 원인질병을 주된병태로 분류하고 H54._를 부가적으로 분류할 수 있다. H54._ 는 주된 진료를 받지 않고 주된병태로 분류할 수 없다.

H54._분류는 제1권 시력장애 항목표를 참고하여 분류해야 한다(423페이지). 예로 H54.0 양안실명으로 시력장애 항목 5에 해당하는 경우 분류한다.

*시력장애 항목표

WHO 자문위원희 권고안에 따라서 분류되었으며 저 시력은 항목 1, 2로 대체하였다.

항 목	현재 시력계수	
	이 하	같거나 이상
경미한 또는 시력장애가 없음 0		6/18 3/10(0.3) 20/70
중증도 시력장애 1	6/18 3/10(0.3) 20/70	
중증도 시력장애 2	6/60 1/10(0.3) 20/200	3/60 1/20(0.3) 20/400
실명 3	3/60 1/20(0.3) 20/400	1/60 1/500(0.02) 5/300
실명 4	1/60 1/500(0.02) 5/300	빛 지각
실명 5	빛 지각 없음	
9	미정 또는 상세불명	

예 Bindness binocular due to maculopathy　　　H35.37, H54.0
황반변성으로 인한 양안실명

③ 이 장의 별표항목은 다음과 같다

H03*   Disorders of eyelid in disease classified elsewhere

        달리 분류된 질환에서의 눈꺼풀의 장애

H06*   Disorders of lacrimal system and orbit in disease classified elsewhere

        달리 분류된 질환에서의 눈물기관 및 안와의 장애

H13*   Disorders of conjunctiva in disease classified elsewhere\

        달리 분류된 질환에서의 결막의 장애

H19*   Disorders of sclera and corenea in disease classified elsewhere

        달리 분류된 질환에서의 공막 및 각막의 장애

H22*   Disorders ofiris and ciliary body in disease classified elsewhere

        달리 분류된 질환에서의 홍체 및 섬모체장애

H28*   Cataract and other disorders of lens in disease classified elsewhere

        달리 분류된 질환에서의 백내장 및 수정쳉의 기타장애

H32*   Chorioretinal disorders in disease classified elsewhere

        달리 분류된 질환에서의 맥락망막장애

H36*   Retinal disorders in disease classified elsewhere

        달리 분류된 질환에서의 망막 장애

H42*   Glaucoma in disease classified elsewhere

        달리 분류된 질환에서의 녹내장

H45*   Disorders of vitreous body and globe in disease classified elsewhere

        달리 분류된 질환에서의 유리체 및 안구의 장애

H48*   Disorders of optic nerve and visual pathways in disease classified elsewhere

        달리 분류된 질환에서의 시각로의 장애

H58*   Other disorders of eye and adnexa in disease classified elsewhere

        달리 분류된 질환에서의 눈 및 눈부속기의 기타 장애

✲ 연/습/문/제

01 Diplopia
복시

02 Intermittent extropia
간헐적 외사시

03 Left hypertropia
상사시

04 Divergent concomitant strabismus
공동외사시

05 Senile Immature cataract
노인성 미성숙 백내장

06 ptosis
안검하수

07 Hordeolium externum
외맥립종

08 Stenosis and insufficiency of lacrimal duct
눈물길의 협착 및 기능부전

09 Acute atopic conjunctivitis
급성 아토피 결막염

10 Mycotic corneal ulcer
각막궤양

11 Hyphaema
전방출혈

12 Senile incipient cataract of bilteral
양측의 노년성 초기 백내장

13 Diabetic cataract
당뇨병성 백내장

14 Retinopathy of prematurity
미숙아의 망막병증

15 Retinal haemorrhage
망막출혈

16 Divergent concomitant strabismus
공동외사시

VIII 귀질환

H60~H62	Diseases of external ear	외이의 질환
H65~H75	Diseases of middle ear and mastoid	중이 및 유돌의 질환
H80~H83	Disease of inner ear	내이의 질환
H90~H95	Other disorders of ear	귀의 기타장애

♣ 귀는 외이, 중이, 내이로 나누며 귀에 염증이 난 것을 이염(Otitis)이라고 한다.

이염(Otitis)이 발생한 위치에 따라 외이염, 중이염, 내이염이라고 하며 급성과 만성으로 나뉜다.

예) Acute actinic otitis externa   H60.50

급성 광선 외이도염

Acute serous otitis media   H65.0

급성 장액성 중이염

Labyrinthitis   H83.0

미로염(내이염)

♣ 이원분류

★ 외이도염의 발생한 원인이 세균성, 바이러스성, 진균증, 감염성에 따라 분류를 한다.

예) Otitis externa in candidiasis   B37.2† H62.2*

칸디다증에서의 외이도염

★ 중이염이 세균성이나 바이러스 등에 따라 이원분류를 한다.

예) Otitis media in measles   B05.3† H67*

홍역에서의 중이염

♣ 비화농성 중이염 및 화농성 중이염이 고막염을 동반하여 천공된 고막의 위치를 추가적으로 분류할 수 있다.

예) Central perforation of tympanic membrane due to acute nonsuppuralitive otitis media

H65.1, H72.0

급성 비화농성 중이염으로 인한 고막의 중심천공

♣ 난청은(H90~H91) 으로 분류되면 H91._은 난청이 한쪽인지 양쪽인지를 표기하기 위하여 5단위 분류를 한다. 난청을 위한 주된 진료를 받지 않은 경우 난청을 주된병태로 분류할 수 없으며 난청을 발생시킨 질병이 있는 경우에는 난청의 원인질병과 난청에 대하여 분류한다.

예) Deafness due to tuberculosis meingitis   H91.9 B90.0
    결핵성 수막염으로 인한 난청

♣ 이 장의 별표항목은 다음과 같다.

H62*   Disorders of external ear in disease classified elsewhere
            달리 분류된 질환에서의 외이의 장애

H67*   Otitis media in disease classified elsewhere
            달리 분류된 질환에서의 중이염

H75*   Other disorders of middle ear and mastoid in disease classified elsewhere
            달리 분류된 질환에서의 중이 및 유돌의 기타장애

H82*   Vertigous syndromes in disease classified elsewhere
            달리 분류된 질환에서의 현기증후군

H94*   Other disorders of ear in disease classified elsewhere
            달리 분류된 질환에서의 귀의 기타장애

⊹ 연/습/문/제

01 Benign paroxysmal vertigo
   양성 발작성 현기증

02 perichondritis of external ear
   외이의 연골막염

03 Cholesteatoma tympani
   고실진주종

04 Chronic myringitis
   만성 고막염

05 Conductive hearing loss
   전음성 난청

06 Disorders of acustic nerve
   청신경 장애

07 Chronic serous otitis media of bilateral
   양측 만성 장액성 중이염

08 Cochlear otosclerosis
   와우 귀경화증

09 Acute suppurative otitis media of recurrent right
   우측에 재발된 급성 화농성 중이염

10 Acute contact otitis externa
   급성 접촉성 외이도염

11 Acute eustachian salpingitis
급성 귀인두관염

12 Otorrhagia
귀출혈

13 Presbycusis
노년난청

14 Tympapnosclerosis
고실경화증

15 Cochlear otosclerosis
와우 귀경화증

IX 순환기계통의 질환

I00~I02	Acute rheumatic fever	급성 류마티스열
I05~I09	Chronic rheumatic heart disease	만성 류마티스심장질환
I10~I15	Hypertensive disease	고혈압질환
I20~I25	Ischaemic heart disease	허혈성심장질환
I26~I28	Pulmonary heart disease and disease of pulmonary circulation	폐성 심장병 및 폐순환의 질환
I30~I52	Other forms of heart disease	기타 형태의 심장병
I60~I69	Cerebrovascular disease	뇌혈관 질환
I70~I79	Disease of arteries, arterioles and capiliaries	동맥, 소동맥 및 모세혈관의 질환
I80~I89	Disease of veins,lymphatic vessels and lymph node, NEC	달리 분류되지 않은 정맥, 림프관 및 림프절의 질환
I95~I99	Other and unspecified disorders of the circulatory system	순환계통의 기타 및 상세불명의 장애

♣ 임신, 출산, 산후기에 판막장애 또는 허혈성 심장질환은 O99.4로 분류하며 판막장애와 허혈성 심장질환에 대하여 추가분류한다.

　예 IUP at 27 weeks　　　　　　　　　　　　　　　　　　　O99.4, I06.0
　　　Rheumatic aortic stenosis
　　　임신 27주
　　　류마티스성 대동맥판협착증

① I05~I09 Chronic rheumatic heart disease　만성 류마티스심장질환
♣ 판막의 장애가 두 가지 이상인 경우에는 I08로 분류한다.
　예 Tricuspid stenosis with rheumatic aortic insufficiency　　　　I08.2
　　　대동맥 기능부전을 동반한 삼첨판 협착

♣ 판막의 장애

류마티스성 질환은 우리 몸의 면역세포가 정상세포를 공격해서 나타나는 염증의 질환이다. 이러한 류마티스 인자에 의하여 판막에 질환이 발생한 것을 류마티스성 판막질환이라고 한다. 판막질환은 주로 승모판, 삼첨판, 폐동맥판막, 대동맥판막에 발생하며 류마티스성 승모판질환, 류마티스성 삼첨판질환, 류마티스성 대동맥질환이라고 한다.

류마티스성 인자에 판막장애가 발생한 것인지 이와 상관없이 발생한 판막장애인지를 다음과 같이 분류한다.

	류마티스성	비류마티스성
승모판질환	I05._	I34._
대동맥판 질환	I06._	I35._
삼첨판 질환	I07._	I36._
다발성 판막질환	I08._	I08._
폐동맥 판 장애	I09.8	I37._
상세불명의 판막장애	I09.1	I38._

류마티스성이라는 문구가 없으면 비류마티스성으로 분류한다.

예 Rheumatic tricuspid insufficiency   I07.1

류마티스성 삼첨판 기능부전

Mitral insufficiency   I34.0

승모판 질환

♣ 판막의 장애가 감염이나 다른 질병으로 인하여 발생한 경우에는 I39._*으로 분류한다.

예 Mitral valve prolapse due to meningococcal infection   A39.5 † I39.0*

수막구균감염으로 인한 승모판 탈출

♣ 급성으로 간주하는 경우

심장염, 심내막염, 심근염, 심내막염 등의 용어는 질병 발생일로부터 사망일까지 1년 미만 또는 연령이 15세 미만인 경우에는 급성으로 간주한다고 제2권에 명시되어 있다.

② I10~I15 Hypertensive disease   고혈압질환

♣ 고혈압(I10)으로 분류해야하는 용어

Hypertention(고혈압), Hypertensive(accelerated 가속성)(essential 본태성)

(idopathic 특발성)(primary 일차성)(systemic 전신성)

♣ 혈압이란 심장이 박동할 때 혈관의 저항을 의미하며 고혈압은 원발성과(본태성) 이차성으로 분류된다.

이차성 고혈압은(I15._) 다른 질병에 의하여 발생한 고혈압으로 질병을 치유하면 고혈압이 치유되는 질병으로 이차성 고혈압에 대한 주된진료를 받지 않은 경우에는 주된병태로 분류할 수 없다. 이차성 고혈압을 발생시킨 원인 질병이 주된병태를 분류할 수 있을 때 추가적으로 이차성 고혈압(I15._)을 분류할 수 있다.

★ 고혈압은 다음과 같이 분류된다.

I10._은 일차성(본태성) 고혈압. 즉 원인을 모르는 고혈압일 때 분류한다.

동반된 질병이 고혈압과 관련이 없다면 각각 분류한다.

   예 Systemic hypertention with left ventricular failure   I10, I50.1

     좌심실부전을 동반한 전신적 고혈압

★ 고혈압에 의하여 심부전(I50._, Heart failure), 상세불명의 심근염(I51.4)

심근변성(I51.5), 상세불명의 심혈관질환(I51.6), 심장비대(I51.7) 불명확한 심장질환(I51.8), 상세불명의 심근염(I51.9)인 경우에는 고혈압성 심장질환(Hypertensive heart disease)으로 분류된 I11._으로 코딩한다.

   예 Hypertensive heart disease, cardiac hypertophy   I11.9

     고혈압성 심장질환. 심장비대

★ 고혈압에 의하여 급만성 신염증후군, 유전성 신장병증,고립성 단백뇨(N00~N07), 만성신장기능상실(N18._), 상세불명의 신장기능상실(N19), 상세불명의 신장위축(N26)인 경우에는 고혈압성 신장질환인 I12._로 분류한다.

   예 Hypertention with chronic nephritic syndrome   I12.9

     만성 신염 증후군을 동반한 고혈압

★ 고혈압에 의하여 I11._과 I12._인 경우에 I13._으로 분류한다.

   예 Hypertension myocardial fibrosis with arophy of kidney   I13.9

     신장위축을 동반한 고혈압성 심근섬유증

★ 이차성 고혈압의 원인이 신장혈관성, 내분비 장애 및 상세불명의 이차성 고혈압은 원인질환을 주진단으로 하고 I15를 부가진단으로 분류한다.

예 Hypertension due to cushing' s syndrome   E24.9, I15.2

　쿠싱증후군에 의한 고혈압

★ 임신 출산 및 산후기에 선재성 고혈압이 발생한 경우에는 O10._으로 분류한다.

예 Pre-existing idopathic hypertention   O10.0

　Intrauterine pregnancy at 36 weeks

　선재성 특발성 고혈압

　임신 36주

★ 우연한 혈압 상승

　의무기록지 TPR Chart에서 혈압이 정상이다가 어느날 혈압이 오른 경우에 대하여 고혈압 진단
　없이 혈압이 올랐다는 것을 분류하여 준다.

예 Rise of blood pressure for a moment   R03.0

　잠깐 혈압이 상승함

③ I20~I25 Ischaemic heart disease   허혈성심장질환

♣ 허혈성 심장질환은 관상동맥의 질환으로 협심증, 심근경색증이 나타날 수 있고 죽상경화증과 혈
　전 때문에 발생하는 질환이다. 허혈성 심장질환의 위험인자로는 고지혈증, 비만, 당뇨병, 흡연, 고
　혈압 등이 있다.

　허혈성 심장질환과 고혈압이 동반된 경우에는 각각 분류한다.

예 Hypertentive with atypical angina   I11.9, I20.80

　비정형 협심증을 동반한 고혈압

♣ 허혈성 심장질환은 질병통계에서 허혈발작의 발병에서 입원까지의 기간을 말하며 사망통계에서
　는 발병에서 사망까지를 의미한다.

　급성과 만성의 차이는 급성은 빠른 발병을 하며 단기간에 치료하지 않으면 더 큰 질병이 일어날
　수 있는 염증상태이고 만성은 병이 급하거나 심하지도 않으면서 쉽게 낫지 않는 질병이다. 급성
　과 만성의 기간에 대한 4주를 기준으로 한다.

♣ 협심증은 관상동맥이 좁아진 상태이며 심근경색은 관상동맥이 완전히 막힌 상태이다. 심근경색
　은 동맥경화에 의하여 발생한다.

　급성심근경색증과 이차성 심근경색증은 4주 이내에 발생한 모든 심근부위의 경색증인 경우이다.
　이차성 심근경색증은 재발한 경우이면서 급성인 경우 분류한다.

예 Recurrent myocardial infaction of inferior wall　　　　　　　 I22.1

　　하벽의 재발성 심근경색증

♣ 급성 심근경색증 때문에 급성승모판 역류증, 급성심실중격결손증 등의 합병증이 발생한 경우에 I23._으로 분류한다.

예 Ventricular septal defect as current complication following acute myocardial infarction　 I23.2

　　급성 심근경색증에 의한 현재 합병증으로서의 심실중격결손

♣ 과거에 심근경색증을 심전도 또는 특수검사에 의하여 진단을 받아 치료를 받아 현재는 증상이 없는 경우에도 분류한다.

예 Healed myocardial infarction　　　　　　　　　　　　　 I25.2

　　치유된 심근경색증

④ I30~I52 Other forms of heart disease　　기타 형태의 심장병

♣ 급성 심낭염, 급성심근염이나 급성 및 아급성 심내막염이 감염으로 인하여 발생한 경우에는 감염에 대하여 추가분류한다.

예 Parvovirus infective pericarditis　　　　　　　　　　　 I30.1, B97.6

　　파르보바이러스성 심낭염

　　Subacute infective endocarditis due to staphylococcus aureus　 I33.0, B95.6

　　황색포도상구균으로 인한 아급성 감염성 심내막염

♣ 임신 분만 및 유산상태이면서 순환기계 질환인 경우 O99.4로 분류하지만 산후기에 합병된 심근병증은 O90.3으로 분류한다.

예 Restrictive cardiomyopathy during puerperium　　　　　　 O90.3

　　산후기 중 제한성 심근병증

♣ 산과수술 및 처치의 합병증으로 심장정지가 되거나 심부전상태가 된 경우에는 O75.4로 분류한다.

예 Heart failure following old primipara cesarean section　　　 O75.4

　　초고령 초산부 제왕절개에 따름 심장기능상실

♣ 유산, 자궁외임신 또는 기태임신의 합병증으로 심부전 또는 심장정지인 경우에는 유산으로 분류된 O00~O007, O08.8에서 분류한다.

예 Ectopic pregnancy complicated by heart failure   O00.9

    심장기능상실을 동반한 자궁외 임신

⑤ I60~I69 Cerebrovascular disease   뇌혈관 질환

♣ 뇌혈관 질환은 사고로 인하여 발생할 수도 있고 비사고성으로 발생할 수 있다. 비사고성으로 발생하는 뇌혈관 질환은 I코드로 분류하고 사고성인 것은 손상외인으로 분류한다.

♣ 뇌혈관 질환은 선천적 또는 후천적에 의하며 뇌혈관에 형태학적 변화로 발생한다. 뇌혈관 질환의 종류로는 고혈압성으로 오는 뇌출혈, 뇌경색(뇌혈전증, 뇌색전증, 일과성 뇌허혈발작), 뇌졸중, 뇌동정맥 기형 등이 있다.

뇌혈관 질환과 고혈압이 동반된 경우에는 뇌혈관 질환을 주진단으로 하고 고혈압에 대하여 추가적으로 분류한다.

예 intracerebral haemorrhage due to hypertention   I61.9, I10

    고혈압으로 인한 뇌내출혈

♣ 뇌혈관 질환이 일시적인 질환일 때에는 일시적으로 발생한 질환에 대하여 분류하고 뇌혈관 질환이 있을때는 뇌혈관 질환과 발생한 질환에 대하여 같이 분류한다.

예1 Stroke with TIA(Translent ischemic attack)   I64, G45.9

    일과성 허혈발작을 동반한 뇌졸중

예2 TIA(Translent ischemic attack)   G45.9

    일과성허혈발작

♣ 뇌전동맥, 대뇌동맥에 혈전증 또는 색전증에 의한 뇌경색은 I63._으로 분류하고 폐쇄 및 협착이 온 경우에는 I66._으로 분류한다.

예 Cerebral infarction due to thrombosis of vertebral artery   I63.00

    척추동맥의 혈전증에 의한 대뇌경색증

    Occlusion of posteral cerebral artery   I66.3

    후대뇌동맥의 폐색

♣ 혈종이란 장기나 조직안에 몇 *ml* 이상 출혈하여 한곳에 혈액이 괸 상태를 말하며 비외상성으로 경막상 또는 지주막하에 혈종이 생기면 뇌내출혈로 분류한다. 그러나 항응고제는 혈액의 응고를 억제하는 약으로 혈액이 응고되면 혈전이 되므로 항응고제를 복용하여 오는 출혈은 혈액 및 조혈 기관의 질환을 분류하는 D코드와 손상외인 코드로 분류한다.

> 예 Hematoma nontraumatic epidural   I62.1
>
>   비외상성 경막하 혈종
>
>   Hematoma,pinna during long term use of anticoagulant   T45.5, D68.3
>
>   항응고제의 장기 사용중 귓바퀴(이개) 혈종

★ 출산으로 인한 신생아 혈종은 P코드로 분류한다.

> 예 Subdural hematoma due to birth injury   P12.0

★ 사고로 인한 뇌내출혈은 손상외인 코드로 분류한다.

> 예 extradural hemorrhage following jumped from a moving train   S06.40, V81.6
>
>   움직이는 기차에서 뛰어내린것으로 인한 경막외출혈

♣ 후유증이란 만기효과 또는 원인 병태의 발병 후 1년 이후에 나타나는 것으로 뇌혈관 질환의 후유 증은 I69로 분류하며 후유증의 종류를 5단위 또는 6단위로 분류한다.

뇌혈관 질환의 후유증의 잔여병태가 남아있는 경우 I69를 주된 병터로 분류할 수 없으며 잔여병 태가 주된 병터로 분류될 때 추가적으로 분류할 수 있다.

> 예 Monoplegia of lower limb   G83.1, I69.105
>
>   Sequelae of intracerebral haemorrhage
>
>   하지의 단일마비
>
>   뇌내출혈의 후유증

⑥ I70~I79 Disease of arteries, arterioles and capiliaries   동맥, 소동맥 및 모세혈관의 질환

♣ 죽상경화증은 괴저의 유무에 따라 분류한다.

    0 : 괴저를 동반하지 않은

    1 : 괴저를 동반한

> 예 Atherosclerosis of aorta without gangrene   I70.00
>
>   괴저를 동반하지 않은 대동맥의 죽상경화증

♣ 정맥염, 혈전정맥염, 정맥의 색전증 및 혈전증 등이 유산, 자궁외 임신, 임신 또는 분만과 관련될 때는 O코드로 분류한다.

⑦ 이 장의 별표항목은 다음과 같다.

I32*	Pericarditis in disease classified elsewhere
	달리 분류된 질환에서의 심낭염
I39*	Endocarditis and heart valve disorders in disease classified elsewhere
	달리 분류된 질환에서의 심내막염 및 심장판막장애
I41*	Myocarditis in disease classified elsewhere
	달리 분류된 질환에서의 심근염
I43*	Cardiomyopathy in disease classified elsewhere
	달리 분류된 질환에서의 심근병증
I52*	Other heart disorders in disease classified elsewhere
	달리 분류된 질환에서의 기타 심장장애
I68*	Cerebrovascular disorders in disease classified elsewhere
	달리 분류된 질환에서의 뇌혈관장애
I79*	Disorders of arteries arterioles and capilaries in disease classified elsewhere
	달리 분류된 질환에서의 동맥, 소동맥 및 모세혈관의 장애
I98*	Other disorders of circulatory system in disease classified elsewhere
	달리 분류된 질환에서의 순환계통의 장애

☞ 연/습/문/제

01 congestive heart failure(CHF)
  울혈성심장기능상실

02 Essential hypertension
  본태성 고혈압

03 Atrial Premature Contraction
  심방조기수축

04 CHF(Congestive heart Failure)
  울혈성 심마비

05 CRF(Chronic Renal Failure) c̄ HTN(Hypertension)
  고혈압을 동반한 신장기능상실

06 CRULant.segment stenosis
  우측상엽분절 폐협착

07 Cb(Cerebral) Infarct
  대뇌경색

08 Aneurysm of aorta with bedsore
  욕창을 동반한 대동맥류

09 Coronary artery obstructive disease
  관상동맥폐쇄성질환

10 Tricuspid insufficiency
  삼첨판 기능부전

11 IUP at 27 weeks
   unstable angina
   임신 27주
   불안정한 협심증

12 Hypertensive heart disease, myocardial degeneration
   고혈압성 심장질환, 심근변성

13 Hypertention with renal insufficiency
   신부전을 봉반한 고혈압

14 Pre-existing accelerated hypertention
   Intrauterine pregnancy at 32 weeks
   선재성 가속성 고혈압
   임신 32주

15 Obstructive hypertrophic cardiomyopathy
   Intrauterine pregnancy at 28 weeks
   폐쇄성 비대성 심근병증
   임신 28주

16 Streptococcus infective acute myocarditis
   사슬알균에 감염된 급성 심근염

X 호흡기계통의 질환

J00~J06	Acute upper respiratory infections	급성 상기도 감염
J09~J18	Influenza and pneumonia	인플루엔자 및 폐렴
J20~J22	Other acute lower respiratory infections	기타 급성 하기도 감염
J30~J39	Other disease of upper respiratory tract	상기도의 기타질환
J40~J47	Chronic lower respiratory disease	만성 하기도 질환
J60~J70	Lung disease due to external agents	외부요인에 의한 폐질환
J80~J84	Other respiratory disease principally affecting the interstitium	주로 간질에 영향을 주는 기타 호흡기 질환
J85~J86	Supperative and necrotic conditions of lower respiratory tract	하기도의 화농성 및 괴사성 병태
J90~J94	Other disease of pleura	흉막의 기타질환
J95~J99	Other disease of the respiratory system	호흡기계통의 기타질환

① J00~J06 Acute upper respiratory infections   급성 상기도 감염

♣ 급성부비동염은(축농증) 바이러스의 감염이나 알레르기 비염이 발생한 후 이차적으로 세균감염이 발생하여 생긴다. 급성부비동염에 대한 감염원이 진료차트에 기록되어 있는 경우 B95~B98에서 추가적으로 분류할 수 있으며 재발여부를 표기하기 위하여 5단위로 분류한다.

　　0 : 재발의 언급이 없는 경우

　　1 : 재발성

　㉖ Acute maxillary sinusitis due to adenovirus　　　　　　　　J01.00, B97.0

　　아데노 바이러스에 의한 급성상악동염

♣ 급성인두염은 목 안 뒤쪽 점막에 세균이나 바이러스 감염으로 발생한다.

　감염된 병원체에 대하여 진료차트에 기록되어 있는경우 B95~B98에서 추가적으로 분류할 수 있다.

　㉖ Acute pharyngitis due to streptococcus group A　　　　　　J02.8, B95.0

　　A군 사슬알균에 의한 급성 인두염

♣ 급성편도염은 구개편도 혀편도, 인두편도 중 구개편도에 발생하며 주로 세균이나 바이러스 감염을 통하여 발생하므로 감염된 병원체가 진료차트에 명시되어 있다면 B95~B98에서 추가적으로 분류할 수 있다.

   예 Acute tonsaillitis due to respiratory syncytial virus   J03.8, B97.4

      호흡기세포융합 바이러스에 의한 급성 편도염

♣ 호흡기 감염은 상기도와 하기도에 감염될 수 있다.

   상기도 감염은 공기의 통로가 되는 입, 코, 인두, 후두 부위의 감염을 의미하고 하기도 감염은 기관, 기관지, 모세기관지, 폐에 감염된 것이다.

   상기도 감염은 J06._으로 분류한다.

   예 Acute upper respiratory   J06.9

      급성 상기도 감염

② J09~J18 Influenza and pneumonia   인플루엔자 및 폐렴

♣ 폐렴은 감염성 폐렴으로는 세균이나 바이러스, 곰팡이 등의 미생물로 인하여 발생할 수 있으며 비감염성 폐렴으로는 화학물질이나방사선 치료 등에 의하여 발생하는 폐의 염증이다.

   폐렴을 발생시킨 원인균이 명시된 폐렴은 J17._*으로 분류한다.

   예 Candidiasis pneumonia   B37.1† J17.2*

      칸디다증 폐렴

♣ 폐렴은 원인균과 해부학적 위치와 환자상황에 따라 분류한다.

   폐렴이 1폐구역 이하인 것을 기관지 폐렴, 1폐구역 이상인 것을 대엽성 폐렴으로 나눈다.

   예 Pneumonia due to straphylcoccus   J15.2

      포도구균에 의한 폐렴

      Chronic lobar pneumonia   J84.18

      만성 대엽성 폐렴

      Pneumonia   O99.5

      Intrauterine pregnancy at 26 weeks

      임신 중 폐렴

      Congenital pneumonia   P23.9

      선천성 폐렴

      Radiation pneumonia   J70.0

      방사선 폐렴

Aspiration pneumonia   J69.0

흡인성 폐렴

③ J20~J22 Other acute lower respiratory infections   기타 급성 하기도 감염

♣ 급성 기관지염은 호흡기 바이러스에 의해 감염되며 공기중에 퍼져나가 코와 목구멍에 발생하며 만성기관지염은 기관지 감염이나 반복적인 자극에 의하여 기관지 벽이 탄력성이 없어지고 좁아지는 경우에 생긴다.

기관지염은 15세 전후에 따라 급성과 만성으로 구분한다.

15세 이하의 기관지염은 급성기관지염으로 분류한다.

예 Bronchitis due to rhinovirus   J20.6

Patient is 6 years old

라이노 바이러스에 의한 폐렴

환자나이는 6살

★ 폐렴마이코플라즈마, 인플루엔자 및 바이러스 기관지염에 대하여 J20._으로 분류하였으며 그 이외의 병원체가 명시된 기관지염은 추가분류를 할 수 있다.

예 Acute bronchitis due to mycoplasma pneumonias   J20.0

폐렴마이코플라즈마에 의한 급성기관지염

Acute bronchitis due to coronavirus   J20.8, B97.2

코로나바이러스에 의한 급성 기관지염

④ J85~J86 Supperative and necrotic conditions of lower respiratory tract

하기도의 화농성 및 괴사성 병태

♣ 농흉은 폐와 폐주변을 싸고 있는 막사이에 고름이 차는 증세로 농흉의 감염된 병원체가 명시되어 있다면 부가적으로 B95~B98에서 추가적으로 분류할 수 있다.

예 Pyothorax with fistula due to straphylcoccus   J86.0, B95.7

포도상구균으로 인한 누공이 있는 농흉

⑤ J95~J99 Other disease of the respiratory system   호흡기계통의 기타질환

♣ 수술이나 처치후의 합병증으로 호흡장애가 온 경우에 J95._로 분류한다.

예 Acute pulmonary insufficiency following thoracic surgery   J95.1

흉부외과 수술에 의한 급성 폐기능부전

♣ 심장 수술 후의 합병증은 I97._로 분류한다.

심장 수술 후 심장인공삽입물의 존재로 심장기능 상실이 지속되는 경우와 수술한 합병증으로 발생한 심장기능 장애에 대하여 분류되었으며 수술중 발생한 심장의 합병증은 T81.8로 분류한다.

⑥ 이 장의 별표항목은 다음과 같다

J17*   Pneumonia in disease classified elsewhere

달리 분류된 질환에서의 폐렴

J91*   Pleural effusion in conditions classified elsewhere

달리 분류된 질환에서의 흉막삼출액

J99*   Respiratory disorders in disease classified elsewhere

달리 분류된 질환에서의 호흡장애

⋯ 연/습/문/제

01 Tonsilitis
편도염

02 EMpyema thoracis,Rt
오른쪽가슴농흉

03 Acute respiratory failure
급성 호흡기능상실

04 COPD(Chronic Obstructive Pulmonary Disease) Early
만성 폐색성 폐질환

05 Pleural effusion R/O Parapneumonic
부폐렴이 의심되는 흉막 삼출

06 Pneumania RUL ant. Segment
우측상엽 분절 폐렴

07 c subsegmental atelectasis Lt.
좌측하엽 분질 무기폐

08 Small airway obstruction
작은 숨길(기도) 막힘(폐쇄)

09 Aspiration pneumonia resulting from a procedure
처치로 인한 흡인폐렴

10 chronic tonsillitis
만성편도염

11 Deviated nasal septum
   편위된 비중격

12 Hypertrophy of turbinates
   코선반의 비대

13 Chronic hypertrophic tonsillitis
   만성비후성 편도염

14 Bacterial pneumonia
   세균성 폐렴

15 Centrilobular emphysema
   중심소엽성 폐기종

XI 소화기계통의 질환

K00~K14	Disease of oral cavity, salivary glands and jaws	구강, 침샘 및 혀의 질환
K20~K31	Disease of esophagus, stomach and duoderm	식도, 이 및 십이지장의 질환
K40~K46	Disease of appendix	충수의 질환
K40~K46	Hernia	탈장
K50~K52	Noninfective enteritis and colitis	비감염성 장염 및 결장염
K55~K63	Other disease of intestiness	장의 기타질환
K65~K67	Disease of peritoneum	복막질환
K70~K77	Disease of liver	간의 질환
K80~K87	Disorders of gallbladder, biliary tract and pancreas	담망, 담도 및 췌장의 장애
K90~K93	Other disease of the digestive system	소화기계통의 기타 질환

① K20~K31 Disease of esophagus, stomach and duoderm   식도, 이 및 십이지장의 질환

♣ 식도염은 역류성, 궤양성, 부식성 식도염 등이 있다.

부식성 식도염은 화학성 약물을 음독했을 때 중독으로 일어난다.

부식성 식도염 또는 부식성 식도궤양은 부식성 물질에 대하여 추가분류할 수 있다.

⑩ Oesophagitis catarrhalis due to accidental drinking hydrochloric acid In the home

T54.2, K20, X49.0

집에서 사고로 염화수소산을 마셔서 생긴 부식성 식도염

♣ 위궤양, 십이지장궤양, 소화성궤양, 위공장궤양은 출혈 및 천공의 급성과 만성에 따라서 4단위 분류를 한다.

⑩ Acute duodenal ulcer with haemorrhage and perforation   K26.2

출혈과 천공이 있는 급성 십이지장궤양

Chronic peptic ulcer with perforation   K27.5

천공을 동반한 만성 소화성궤양

♣ 식도, 위, 십이지장, 위공장 등에 천공이 사고로 인하여 발생한 경우에는 즉 외상성인 경우에는 손상외인 코드로 분류한다.

　예 Intrathoracic esophagus perforation due to fall down from bicycle riding on the street

　　S27.80, V18.4

　　거리에서 자전거 타다가 넘어진 흉곽내 식도 천공

★ 식도, 위, 십이지장, 위공장 등에 천공이 비외상성인 경우에는 K코드로 분류한다.

　예 Gastrojejunal ulcer with Perforation　　　　　　　　　　　K28.5

　　천공을 동반한 위공장궤양

　　Stomach ulcer with Perforation　　　　　　　　　　　　　K25.5

　　천공을 동반한 위궤양

♣ 수술로 인하여 발생한 천공은 T코드로 분류한다.

　예 Latrogenic perforation in a esophagus during a foreign body removal operation

　　T81.2

　　이물제거 수술 중 발생한 식도 천공

♣ 위의 소화불량은 K30으로 분류되며 신경성이나 심인성 때문에 발생하는 소화불량은 F45.3으로 분류한다.

　예 Dyspepsia　　　　　　　　　　　　　　　　　　　　　　K30

　　소화불량

　　Neurotic dyspepsia　　　　　　　　　　　　　　　　　　F45.3

　　신경증성 소화불량

기능장애는 정상적인 생체의 기능이 장애를 받는 것이다.

② K40~K46 Hernia　　탈장으로 인한 장폐쇄

♣ 괴저와 폐쇄를 동반한 탈장은 괴저를 동반한 탈장으로 분류되며 탈장의 재발여부를 표기하기 위하여 5단위 분류를 한다.

　5단위 분류를 위하여 1권을 참조한다.

　예 Bilateral femoral hernia with obstruction and gangrene　　K41.10

　　폐색과 괴저를 동반한 양쪽 대퇴탈장

　　Diapharagmatic hernia with obstruction without gangrene　　K44.00

　　폐색은 있지만 괴저가 없는 횡격막 탈장

③ K50~K52 Noninfective enteritis and colitis　비감염성 장염 및 결장염

♣ 감염성이란 세균이 몸안에 침입하여 수일~수주일 이내 급속하게 진행되어 생태계의 균형을 깨트리게 되는 성질을 말하며 위장염 및 결장염이 감염성이나 바이러스에 의하여 발생한 경우에는 A코드로 분류하고 비감염성인 경우에 K코드로 분류한다.

예) Rotaviral gastrointeritis　　　　　　　　　　　　　A08.0
로타바이러스성 위장염

Salmonella gastrointeritis　　　　　　　　　　　　A02.0
살모넬라 위장염

Noninfectious gastrointeritis　　　　　　　　　　　K52.9
비감염성 위장염

④ K55~K63 Other disease of intestiness　장의 기타질환

♣ 결장의 혈관형성이상에 출혈 동반여부에 따라 5단위 분류를 한다.

예) Angiodysplasia of colon without hemorrhage　　　K55.20
출혈을 동반하지 않은 결장의 혈관형성이상

♣ 수술하지 않고 장이 폐색된 경우에는 K56._으로 분류하고 수술 후 장폐색이 된 경우에는 K91.3으로 분류한다.

예) Intussusception of colon　　　　　　　　　　　　K56.1
결장의 장중첩증

Postoperation intestinal obstruction　　　　　　　K91.3
수술후의 장폐쇄

♣ 창자의 게실은 게실증과 게실염에 대하여 출혈동반여부에 따라 5단위 분류를 한다.

예) Diverticulosis small intestine with perforation' abscess and bledding　　K57.01
출혈을 동반한 천공 및 농양이 있는 소장의 게실증

♣ Fistula(누공)은 원래 폐쇄되어야 할 것이 그대로 남아있는 기형상태와 염증이나 외상 등의 결과로 생긴 것으로 구별된다. 어떠한 기관이 피부나 점막 또는 다른 기관과 통해있는 상태이다. 항문 및 직장부위의 누공은 K코드로 분류되지만 직장질누공이나 방광직장누공은 N코드로 분류된다.

예) Rectal fistula　　　　　　　　　　　　　　　　K60.4
직장누공

Rectovaginal fistula   N82.3

직장질누공

⑤ K65~K67 Disease of peritoneum   복막질환

♣ 복막염은 복강 및 장기를 싸고 있는 막이 세균이나 바이러스에 감염되는 감염성 복막염과 비감염
성 복막염이 있다. 또한 무균상태의 복강내 수술을 한경우에도 복막염이 발생할 수 있으며 복막
염은 환자의 상황에 따라 분류할 수 있다.

예) Aseptic peritonitis   T81.6

무균성 복막염

Neonatal peritonitis   P78.1

신생아 복막염

Pelvic female peritonitis   N73.5

여성 골반 복막염

Childbirth peritonitis   O85

출산 후 복막염

Peritonitis with diverticular disease of intestine   K57.80

장의 게실병을 동반한 복막염

⑥ K70~K77 Disease of liver   간의 질환

♣ 바이러스성 간염은 바이러스 형태에 따라 또는 급만성에 따라 B15~B19로 분류한다.
바이러스성 간염이 아닌 소화기계통의 간염은 K코드로 분류한다.

예) Hepatitis A with hepatic coma   B15.0

간성혼수가 있는 A형간염

Alcoholic cirrosis of liver   K70.3

알코올성 간경화증

♣ 임신 산후기 유산에 간의 질환이 있는 경우에는 O코드로 분류하고 신생아와 관련된 간의 질환은
P코드로 분류한다.

예) Intrauterine pregnancy at 32 weeks

Acute hepatic failure   O26.6

임신 32주

급성 간기능상실

Icterus of newborn   P59.9

신생아 황달

⑦ K80~K87 Disorders of gallbladder, biliary tract and pancreas　　담망, 담도 및 췌장의 장애

♣ 담석증은 폐색 동반여부에 따라 5단위 분류를 한다.

　　예) Cholecystolithiasis with obstruction   K60.21

　　　폐색을 동반한 담낭결석증

⑧ K90~K93 Other disease of the digestive system　　소화기계통의 기타 질환

♣ K91은 소화기계통에 대한 수술 후 장애가 생긴 질환에 대하여 분류한다.

　　예) Vomiting following gastrointestinal surgery   K91.0

　　　위장 수술후의 구토

　　　Dumping Syndrome   K91.1

　　　덤핑증후군

　　　Postsurgical malabsorption syndrome   K91.2

　　　수술 후 흡수장애 증후군

　　　Postsurgical mechanical ileus   K91.3

　　　수술후 기계적 장폐색

♣ 창자(intestine)은 소장과 대장으로 나뉜다. 위창자에 대한 출혈이 있는 경우에는 K92.2로 분류하
　며 위창자 출혈과 다른 증상이 동반된 경우 각각 분류한다.
　　그러나 위·십이지장, 공장의 궤양을 동반한 경우에는 이 부위에 대한 궤양분류에 출혈을 포함하
　고 있으므로 위창자출혈과 같이 분류할 수 없고 궤양에 대한 분류를 한다.

　　예) Gastoentestinal hemorrhage with anemia   K92.2, D64.9

　　　빈혈을 동반한 위창자출혈

　　　Gastrocolic ulcer with hemorrhage   K28.4

　　　출혈을 동반한 위결장

⑨ 이 장의 별표항목은 다음과 같다

　　K23*　　　Disorders of oesophaguss in disease classified elsewhere

　　　　　　　달리 분류된 질환에서의 식도의 장애

　　K67*　　　Disorders of peritoneum in infectious disease classified elsewhere

　　　　　　　달리 분류된 감염성 질환에서의 복막의 장애

K77*   Liver disorders in disease classified elsewhere

        달리 분류된 질환에서의 간장애

K87*   Disorders of gallbladder, biliary tract and pancreas in disease classified elsewhere

        달리 분류된 질환에서의 담낭, 담도 및 췌장의 장애

K93*   Disorders of other digestive organs in disease classified elsewhere

        달리 분류된 질환에서의 기타 소화기관의 장애

⋯⋮ 연/습/문/제

01 Rt. Inguinal hernia
우측 서혜부 헤르니아

02 Acute appendicitis
급성충수염

03 GB stone
담낭결석

04 Hemoperitoneum
혈복강

05 Multiple GB stones c acute cholecystitis c cholangitis
급성담낭염을 동반한 담관염

06 Severe Chronic Erosive Gastritis
심한 만성 미란성 위장염

07 Dumping Syndrome
급속이동증후군

08 Cholecystolithiasis
담낭결석증

09 Cholecystitis
담낭염

10 ileus
장폐색증

11 Chronic duodenal ulcer with haemorrhage and perforation
출혈과 천공이 있는 만성 십이지장 궤양

12 Psychogenic dyspepsia
심인성 소화불량

13 Diapharagmatic hernia with obstruction and gangrene
폐색과 괴저를 동반한 횡격막 탈장

14 Chronic hepatic failure with coma
혼수를 동반한 만성 간기능 상실

15 Herpesviral hepatitis
헤르페스바이러스성 간염

XII 피부질환

L00~L08	Infections of the skin and subcutaneous tissue	피부 및 피하조직의 감염
L10~L14	Bullous disorders	수포성 장애
L20~L30	Dermatitis and eczema	피부염 및 습진
L40~L45	Papulosquamous disorders	구진비늘 장애
L50~L54	Urticaria and erythema	두드러기 및 홍반
L55~L59	Radiation related disorders of the skin and subcutaneous tissue	피부 및 피하조직의 방사선관련 장애
L60~L75	Disorders of skin appendages	피부부속물의 장애
L80~L99	Other disorders of the skin and subcutaneous tissue	피부 및 피하조직의 기타장애

① L00~L08 Infections of the skin and subcutaneous tissue   피부 및 피하조직의 감염

♣ 신생아 천포창은 전염성 농가진이 신생아에게 발생한 것으로 P코드로 분류하지 않고 L코드로 분류한다.

   예 Pemphingus neonatorum   L00

     신생아 천포창

♣ 피부 및 피하조직의 감염은 L00~L08으로 분류한다. 피부에는 증상을 나타내지만 질병을 발생시킨 원인에 따라 각 장으로 분류된다.

   예1 measle   B05.9

홍역은 피부에 발진을 일으키지만 홍역바이러스에 의하여 걸리는 질병이므로 B코드로 분류하였다.

   예2 chickenpox   B01.9

     수두

   예3 Purpura   D69.2

     자반

예4 telangiectasia   I78.1

      모세혈관확장증

예5 rubella   B06.9

      풍진

예6 Systemic lupus erythematosus   M32.9

      전신성 홍판성 루푸스

♣ 피부 및 피하조직의 감염은 환자상황에 따라 O코드 또는 P코드, Q코드로 분류할 수 있다.

예1 Scelerema neonatorum   P83.0

      신생아 피부경화증

예2 pruritus in intrauterine pregnancy at 32 weeks   O99.7

      임신 중 가려움증

예3 Congential ichthyosis   Q80.9

      선천성 비늘종

♣ 피부의 농양이나 종기 및 연조직염은 L코드로(L02, L03) 분류하지만 예외적으로 L코드로 분류하지 않는 부위가 있으므로 제1권을 참조한다.

예1 Cellulitis and abscess of mouth   K12.2

      입의 연조직염 및 농양

예2 Cellulitis of external ear   H60.1

      외이의 연조직염

♣ 피부 및 피하조직의 감염의 원인균이 있는 경우에 추가적으로 분류할 수 있다.

예1 Bullous impetigo, streptococcus   L01.02, B95.5

      수포성 농가진, 사슬알균

예2 Cellulitis of lower limb,straphylococcus aureus   L03.11, B95.6

      하지의 연조직염, 황색포도알균

② L20~L30 Dermatitis and eczema   피부염 및 습진

♣ 피부염과 습진은 동의어로 사용된다.

외용약으로 인한 알레르기성 접촉피부염 및 자극물접촉피부염이 약물때문인 경우에 추가분류를 할 수 있다.

중독이란 음식물이나 약물의 독성에 의하여 기능장애를 일으키거나 술이 마약 등을 지나치게 과용이나 오용으로 그것이 없이는 견디지 못하는 상태를 말한다.

예 Allergic contact dermatitis due to contact with the Formaldehyde   L23.3, T59.2

포름알데히드의 접촉으로 인한 알레르기성 접촉 피부염

♣ 외용약으로 인한 접촉성 피부염은 L25.1 내복약 복용으로 인한 피부염은 L27.0으로 분류하며 약물에 대한 오용이나 과용에 대하여 T36~T50에서 추가적으로 분류한다.

예1 Generallized skin eruption due to morphine injection lege artis   L25.0 Y45.0

처방에따른 모르핀 주사에 의한 전신 피부발진

예2 Contact dermatitis due to properly applied antiinflammatory analgesic indometacin

L25.1, Y45.3

인도메타신 항소염진통제를 도포하여 생긴 접촉성 피부염

③ L50~L54 Urticaria and erythema   두드러기 및 홍반

♣ 두드러기는 L코드로 분류하지만 출생전후기 두드러기와 색소성 두드러기 및 거대두드러기는 각 장으로 분류한다.

예 Idopatic urticaria   I50.1

특발성 두드러기

Giant urticaria   T78.3

거대두드러기

Neonatorum urticaria   P83.8

신생아 두드러기

Pigmentosa urticaria   Q82.2

색소성 두드러기

♣ 독성 홍반은 독성물질이 몸안에 들어와서 알러지 반응을 홍반으로 나타나는 것으로 독성물질이 음식물, 약물, 세균, 바이러스, 리케치아에 의하여 발생할 수 있으며 외부요인 분류를 할 수 있다.

예 Toxic erythema due to antibiotic trimethoprim L53.0, Y41.3

항생제 트라이메토프림에 이한 독성 홍반

★ 출생전후기 독성홍반은 P코드로 분류한다.

예 Neonatal erythema toxicum P83.1

신생아 독성홍반

④ L60~L75 Disorders of skin appendages 피부부속물의 장애

♣ 탈모증은 L코드로 분류되지만 분만 후 탈모증은 임신 산후기 유산의 코드로 분류하지 않고 L코드로 분류되며 탈모증을 일으킨 원인균이 있을 때 추가분류를 할 수 있다.

예 Alopecia universalis L63.1

범발(전신)탈모증

Androgenic alopecia L64.8

안드로젠 탈모증

Postpartum alopecia L65.0

분만 후 탈모증

Syphilitic alopecia A51.3† L99.8*

매독성 탈모증

⑤ 이 장의 별표항목은 다음과 같다

L14* Bullous disorders in disease classified elsewhere

달리 분류된 질환에서의 수포성 장애

L45* Papulosquamous disorders in disease classified elsewhere

달리 분류된 질환에서의 구진비늘

L54* Erythema in disease classified elsewhere

달리 분류된 질환에서의 홍반

L62* Nail disorders in disease classified elsewhere

달리 분류된 질환에서의 손발톱장애

L86* Keratoderma in disease classified elsewhere

달리 분류된 질환에서의 각피증

L99* Other disorders of the skin and subcutaneous tissue in disease classified elsewhere

달리 분류된 질환에서의 피부 및 피하조직의 기타장애

⁜ 연/습/문/제

01 Drug dermatitis
   약물성 피부염

02 Spider angioma
   거미모양 혈관종

03 Dysplastic nevus
   이형성 모반

04 Chloasma
   기미

05 Radiation dermatitis
   방사선 피부염

06 Seborrheic dermatitis
   지루성 피부염

07 Scarlatina
   성홍열

08 Idiopathic thrombocytopenic purpura
   특발 혈소판 감소 자색반병

09 petechia
   점상출혈

10 Disfigurerment due to scar
   흉터

11 Keloid
켈로이드

12 Carbuncle
큰 종기

13 Actinic dermatitis
광선 피부염

14 Actinic keratosis
광선각화증

15 scleroderma
부종성 경화증

XIII 근골격계 질환

M00~M25	Arthropathies	관절병증
M00~M03	Infectious arthropathies	감염성 관절병증
M05~M14	Inflammatory polyarthropathies	염증성 다발관절병증
M15~M19	Arthrosis	관절증
M20~M25	Other joint disorders	기타 관절장애
M30~M36	Systemic connective tissue disorders	전신결합조직장애
M40~M54	Dorsopathies	등병증
M40~M43	Deforming dorsopathies	변형성 등병증
M45~M49	Spondylopathies	척추병증
M50~M54	Other dorsopathies	기타 등병증
M60~M79	Soft tissue disorders	연조직장애
M60~M63	Disorders of muscles	근육장애
M65~M68	Disorders od synovium and tendon	윤활막 및 힘줄장애
M70~M79	Other soft tissue disorders	기타 연조직장애
M80~M94	Osteopathies and chondropathies	골병증 및 연골병증
M80~M85	Disorders of bone density and structure	골밀도 및 구조장애
M86~M90	Other osteopathhhies	기타 골병증
M91~M94	Chondropathies	연골병증
M95~M99	Other disorders of the musculoskeletal system and connective tissue	근골격계통 및 결합조직의 기타장애

♣ 근골격계 침범부위를 국소적 확장이나 특성을 나타내기 위하여 5단위 분류가 되어있으므로 제3권에서 찾은 이후에는 반드시 1권을 참조한다.

5단위는 다음과 같이 분류되어 있다.

0 multiple sites	다발부위
1 Shoulder	어깨부위
2 Upper arm	위팔
3 Forearm	아래팔
4 Hand	손

5 Pelvic region and thigh 　　　　골반부위 및 넙다리뼈

6 Lower leg 　　　　아래다리

7 Ankle and foot 　　　　발목 및 발

8 Other 　　　　기타부위

9 Site unspecified 　　　　상세불명부위

例) Juvenile ankylosing spondylitis, vertebral column 　　　　M08.18

척주의 연소성 강직척추염

Rheumatoid arthritis, Right tibia 　　　　M05.96

우측 경골의 류마티스 관절염

5단위 분류를 하지 않는 번호는 M14~M18, M20, M22, M30~M36, M63, M67~M68, M75, M92~M93, M95~M96이다. 분류번호를 외우기 힘드므로 근육골격계통 및 결합조직의 질환은 제 3권에서 찾고 1권에서 반드시 확인하여 분류한다.

♣ 질병은 선천성과 후천성으로 분류된다.

선천성은 태어나면서부터 기형이나 질병을 가지고 있는 것을 의미하며 후천성은 태어난 후 생기는 질환이다. 선천성과 후천성을 분류할 때 선천성이라고 명시된 것은 선천성으로 분류하고 아무런 명시가 없을때는 후천성으로 분류한다.

例) Congenital scoliosis 　　　　Q67.5

선천성 척추측만증

Scoliosis 　　　　M41.9

척추측만증

① M00~M25 Arthropathies 　　관절병증

♣ 감염성 및 기생충성 질환에서의 관절염은 이원분류한다.

例) Tuberculous arthritis 　　　　A18.0† M01.1*

결핵관절염

♣ 신장의 기능이 저하되어 요산배설이 적절히 이루어지지 않아 생긴 통풍에 대하여 N17~N19에서 추가분류한다.

例) Gout ankle due to acute renal failure 　　　　M10.37, N17.9

급성 신부전으로 인한 발목통풍

♣ 내분비, 영양 및 대사장애에서의 관절병증은 이원분류한다.

　　예 Arthropathy in acromegaly　　　　　　　　　　　　　　　E22.0† M14.5*

　　　　말단비대증에서의 관절병증

♣ 관절증(Arthrosis)와 골관절증(Osteo-arthrosis)는 동의어로 사용된다.

♣ 사지가 후천적으로 결여된 경우에 Z89._로 분류하며 선천적으로 결여된 경우에는 Q코드로 분류한다.

　　예 Acquired absence of below knee　　　　　　　　　　　　Z89.5

　　　　무릎아래 후천적 결여

　　　　Congenital absence of below knee　　　　　　　　　　　Q72.8

　　　　무릎아래 선천적 결여

♣ M23 Internal derangement of knee(무릎의 내부이상)은 슬관절 장애이다.

　　슬관절은 무릎관절로 대퇴골, 경골, 슬개골로 이루어져서 하지의 중간에 위치하여 굴곡-신전 및 회전운동을 하는 관절로 인대 및 연골 손상이 발생하기 쉽다. 손상된 침범부위를 나타내기 위하여 5단위에서 .0~.9까지 세분화하였으므로 제3권에서 찾은 후 반드시 1권에서 확인한다.

　　예 Meniscus derangements of medial meniscus　　　　　　M23.31

　　　　내측반달연골의 반달연골이상

★ 무릎내 이상이 현재손상일때는 S83.2로 분류한다.

② M40~M54 Dorsopathies　　등병증

♣ Dorsopathies는 배병증이라고 하며 경추간판장애(M50)와 추간판장애(M51)를 제외하고 척추의 침습부위를 나타내기 위하여 5단위에서 .0~.9까지 세분화하였으므로 제3권에서 찾은 후 반드시 1권에서 확인한다.

　　예 Juvenile scoliosis of lumber region　　　　　　　　　　M41.16

　　　　허리부위의 연소성 척추후만증

♣ 척수병증과 신경뿌리병증을 동반한 경추원판장애와 추간판장애는 이원분류한다.

　　예 Intervertebral disc disorders with myelopathy　　　　　M51.01 G99.2

　　　　척수병증을 동반한 추간판 장애

③ M95~M99 Other disorders of the musculoskeletal system and connective tissue

　근골격계통 및 결합조직의 기타장애

♣ 생체역학적 병변 부위를 나타내기 위하여 5단위에서 .0~.9까지 세분화하였으므로 제3권에서 찾은 후 반드시 1권에서 확인한다.

　예 Subluxation complex of upper extremity　　　　　　　　　　M99.17

　　상지의 부분탈구 복합

④ 이 장의 별표항목은 다음과 같다

　M01*　　Direct infections of joint in infectious and parasitic disease classified elsewhere

　　　　　달리 분류된 감염성 및 기생출성 질환에서의 관절의 직접감염

　M03*　　Postinfective and reactive arthropathies in disease classified elsewhere

　　　　　달리 분류된 질환에서의 감염후 및 반응성 관절병증

　M07*　　Psoriatic and enteropathic arthropathies

　　　　　건선성 및 장병증성 관절병증

　M09*　　Juvenile arthritis in disease classified elsewhere

　　　　　달리 분류된 질환에서의 연소성 관절염

　M14*　　Arthropathies in other disease classified elsewhere

　　　　　달리 분류된 질환에서의 관절병증

　M36*　　Systemic disorders of connective tissue in disease classified elsewhere

　　　　　달리 분류된 질환에서의 결합조직의 전신장애

　M49*　　Spondylopathies in disease classified elsewhere

　　　　　달리 분류된 질환에서의 척추병증

　M63*　　Disorders of muscle in disease classified elsewhere

　　　　　달리 분류된 질환에서의 근육장애

　M68*　　Disorders of synovium and tendon in disease classified elsewhere

　　　　　달리 분류된 질환에서의 윤활막 및 힘줄의 장애

　M73*　　Soft tisssue disorders in disease classified elsewhere

　　　　　달리 분류된 질환에서의 연조직 장애

　M82*　　Osteoporosis in disease classified elsewhere

　　　　　달리 분류된 질환에서의 골다공증

　M90*　　Osteopathies in disease classified elsewhere

　　　　　달리 분류된 질환에서의 골병증

∴ 연/습/문/제

01　System lupus erthematous(SLE)
　　전신성 홍반성 낭창

02　Osteoarthritis, Knee. Rt
　　오른쪽무릎의 골관절염

03　Kawasaki disease
　　가와사키병

04　Equinovarus deformity
　　내반첨족기형

05　Osteoporosis
　　골다공증(환자가 71세)

06　Rheumatoid arthritis
　　류마티스 관절염

07　HNP(Herniates Nucleus Pulposus)
　　척추간판탈출증

08　Radiculopathy
　　신경뿌리병증

09　Ankylosing spondylitis of lumbar
　　허리의 강직성 척추염

10　Lmbago due to displacement of intervertebral disc
　　추간판 전위로 인한 요통

11 Myositis ossificans progressive of humerus
상완골의 진행성 골화근육염

12 Rupture of synivium, right fibula
우측 비골의 윤활막의 파열

13 Synovitis in gonorrhoea
임질성 윤활막염

14 Syphilitic bursitis
매독 윤활낭염

15 Myalgia of trunk
몸통의 근육염

XIV 비뇨생식기 질환

N00~N08	Glomerular diseases	사구체 질환
N10~N16	Renal tubulo-interstitial disease	세뇨관-간질 질환
N17~N19	Renal failure	신부전
N20~N23	Urolithasis	요로결석증
N25~N29	Other disorders of kidney and ureter	신장 및 요관의 기타장애
N30~N39	Otherdisease of the urinary system	비뇨기계통의 기타 질환
N40~N51	Diseases of male genital organs	남녀 생식기관의 질환
N60~N64	Disorders of breast	유방의 장애
N70~N77	Inflammatory disease of female pelvic organs	여성골반기관의 염증성 질환
N80~N98	Noninflammatory disorders of female genital tract	여성 생식관의 비염증성 장애
N99	Otherr disorders of the genitourinary system	비뇨생식계통의 기타장애

♣ 신장염(N05._), 급성과 만성의 세뇨관-간질신염(N10, N11), 농신증(N13.6), 방광염(N30), 감염성 음낭수류(N43.1), 음경의 염증성장애(N48.2), 남성생식기관의 염증성 장애(N49), 자궁의 염증성 질환(N71), 질 및 외음부의 기타염증(N76) 등이 감염된 경우 그 원인을 밝혀주기 위하여 B95~B98 을 추가적으로 분류할 수 있다.

예 Uterine abscess due to escherichia coli   N71.9, B96.2
    대상균에 의한 자궁농양
    Chronic cystitis due to staphylococcus   N30.1, B95.8
    포도알균에 의한 만성 방광염

♣ 남성과 여성의 불임증은 각각 분류한다.

예 Female infertility associated with anovulation   N97.0
    무배란과 관련된 여성 불임증
    Azoospermia   N46
    무정지증

① N00~N08 Glomerular diseases   사구체 질환

♣ 사구체 질환에서 신부전(N17~N19)에 대하여 추가적으로 분류할 수 있으며 필요에 따라 손상외인에 대한 분류도 할 수 있다.

예 Chronic nephritic syndrome with diffuse membranous glomerulonephritis

　　Acute renal failure with tubule necrosis   N03.9, N17.0

　　미만성 막성 사구체 신염을 동반한 만성 신염 증후군

　　세뇨관 괴사를 동반한 급성 신부전

♣ 사구체 질환을 나타내는 N00~N07에서는 4단위 분류를 하며 신장생검 또는 부검에 의하여 확인된 경우에 분류한다.

　4단위 분류인 .9는 생검이나 부검으로 확인되지 않은 경우에 분류한다.

예 Nephrotic syndrome with minor glomerular abnormality   N04.1

　　소사구체 이상을 동반한 신증후군

♣ 사구체 질환이 임신과 관련될 때에는 O26.8로 분류한다.

예 Acute glomerular disease in Intrauterine pregnancy at 31 weeks   O26.8

　　임신 31주의 급성 사구체 질환

♣ 비뇨생식로 즉 방광, 요도, 요로의 기타부분, 신장의 감염성 질환에 대하여 다음과 같이 분류되었다.

N10	Acute tubulo-interstitial nephritic	급성 세뇨관 간질신염
N11	Chronic tubulo-interstitial nephritis	만성 세뇨관 간질신염
N12	Tubulo-intersititial nephritis	세뇨관-간질신염
N13.6	Pyonephrosis	농신증
N15.1	Perinephrotic abscess	신장주위 농영
N30	Cystitis	방광염
N34	Urethritis	요도염
N39.0	Urinary tract infection	요로감염

이와 같이 비뇨생식로 감염성 질환이 임신과 관련될때는 O23._코드로 분류한다.

예 Urethral abscess in Intrauterine pregnancy at 22 weeks   O23.2

　　임신 22주의 요도 농양

★ 비뇨생식로 감염성 질환이 분만에 따른 산후기 감염일 때는 O86으로 분류한다.

> 예 Acute cystitis following delivery   O86.2
>
> 분만에 따른 급성 방광염

② N17~N19 Renal failure   신부전

♣ 선천성 신부전은 P96.0 분만 후 간신증후군과 분만에 따른 신부전은 O90.4으로 분류한다.

> 예 Congenital renal failure   P96.0
>
> 선천성 신부전
>
> Postpartum hepatorenal syndrome   O90.4
>
> 분만후 간신증후군

♣ 만성 신장질환(N18), 상세불병의 신부전(N19), 상세불명의 신장위축(N26)의 질환이 고혈압을 동반한 경우에는 I12.0으로 분류한다.

> 예 Kidney failure with hypertension   I12.0
>
> 고혈압을 동반한 신부전

♣ 신부전의 외부 원인이 명시되어 있을 때는 외인분류를 할 수 있다.

③ N30~N39 Otherdisease of the urinary system   비뇨기계통의 기타 질환

♣ 방광염이 균에 감염되면 B95~B98에서 원인균에 대한 추가분류를 하고 외부요인에 의한 경우에는 외인분류를 추가적으로 분류한다.

> 예 Irradiation cystitis due to radiotheraphy for cancer   N30.4, Y84.2
>
> 암을 치료를 위한 방사선치료로 인한 방사선 방광염

♣ Urine culture 결과. E coli 1.0×10^5과 같은 결과가 나타난 경우에는 뇨배양검사결과 대장균이 나왔으므로 대장균이 10만 이상이 되면 URI(Urinary Tract Infection)으로 진단하여 N39.0(감염 → 요의)로 분류한다.

④ N99   Otherr disorders of the genitourinary system   비뇨생식계통의 기타장애

♣ 비뇨기계통의 처치 후의 장애가 발생한 경우 N99._로 분류한다.

> 예 Postoperative adhesions of vagina   N99.2
>
> 수술 후 질의 유착

⑤ 이장의 별표항목은 다음과 같다

N08*   Glomerular disorders in diseases classified elsewhere

 달리 분류된 질환에서의 사구체 장애

N16*   Renal tubulo-interstitial disorders in diseases classified elsewhere

 달리 분류된 질환에서의 세뇨관-간질 장애

N22*   Calculus of urinary tract in diseases classified elsewhere

 달리 분류된 질환에서의 요로의 결석

N29*   Other disorders of kidney and ureter in diseases classified elsewhere

 달리 분류된 질환에서의 신장 및 요관의 기타장애

N33*   Bladder disorders in diseases classified elsewhere

 달리 분류된 질환에서의 방광 장애

N37*   Urethral disorders in diseases classified elsewhere

 달리 분류된 질환에서의 요도장애

N51*   Disorders of male genital organs in diseases classified elsewhere

 달리 분류된 질환에서의 남성 생식기관의 장애

N74*   Female pelvic inflammatory disorders in diseases classified elsewhere

 달리 분류된 질환에서의 여성 골반염증성 장애

N77*   Vulvovaginal ulceration and inflammation in diseases classified elsewhere

 달리 분류된 질환에서의 외음질의 궤양 및 염증

⁜ 연/습/문/제

01 Ureter stone
요관결석

02 Hydronephrosis
물콩팥증

03 Anemia d/t CRF
만성신부전 때문에 빈혈

04 BPH(Benign prostatic hypertrophy)
양성 전립선비대증

05 ESRD(FSGS) (end stage renal disease)
말기신질환(국소분절사구체경화증)

06 Hyperstimulatiooon of ovaries
난소의 과다자극

07 Frequent menstration with regular cycle
규칙적 주기를 가진 빈발월경

08 Payronie's disease
페이로니 질환

09 Urinary tract infection
요로감염

10 Cslculus of ureter
요관결석

11 Chronic kidney disease stage3
만성신장질환(3기)

12 Hydroureter
수뇨관증

13 Pyonephrosis due to streptococcus group A
A군 연쇄구균에 의한 농신증

14 Persistent haematuria with minor glomerular abnomality
소사구체 이상을 동반한 지속성 혈뇨

15 Hydronephrosis with ureteropelvic junction obstruction
요관신우이행부 폐색을 동반한 수신증

XV 임신, 출산 및 산후기

O00~O08	Pregancy with abortive outcome	유산된 임신
O10~O16	Oedema,proteinuria and hypertensive disorders in pregnancy, childbirth and the puerperium	임신, 출산 및 산후기에서의 부종, 단백뇨 및 고혈압성 장애
O20~O29	Other maternal disorders prmredominantly related to pregnancy	주로 임신과 관련된 기타 모성장애
O30~O48	Maternal care related to the fetus and amniotic cavity and possible delivery problems	태아의 양막강 및 가능한 분만문제와 관련된 산모관리
O60~O75	Comlications of labor and delivery	진통 및 분만의 합병증
O80~O84	Delivery	분만
O85~O92	Complications predominantly to the puerperium	주로 산후기에 관련된 합병증
O94~O99	Other obstetric,conditions, NEC	달리 분류되지 않은 기타 산과적 형태

♣ 임신 만기 전(Pre-term) : 임신 만 37주 미만(259일 미만)

♣ 임신 만기(Term) : 임신 만 37주부터 만 42주 미만(259일~293일)

♣ 임신 만기 후(Post-term) : 임신 42주 또는 그 이상(294일 또는 그 이상)

♣ 임신이나 산후기 분만 상태에서 질환이 발생한 경우 제3권에서 다음과 같이 찾는다.

★ 방법 1

임신

⟶ --에 합병된

⟶ 질병명 ⟶ 질병코드가 있으면 이 코드로 분류한다.

㉠ Pruritus in Intrauterine pregnancy at 29 weeks   O26.8

가려움증, 임신 29주

임신- ➜ --에 합병된➜ 가려움증 ➜ O26.8 질병코드가 있으므로 분류한다.

★ 방법 2

임신

⟶ --에 합병된

⟶ 질병명 ⟶ 질병코드가 없으면 원래 질병코드에 해당되는 곳에 가서 분류한다

ⓔ Gonococcal infection in Intrauterine pregnancy at 12weeks   O98.2, A54.9

    임균감염, 임신 12주

    임신 ➔ --에 합병된 ➔ 감염 ➔ 임균이 없음

    감염 ➔ 임균 ➔ A54.9

    임신 ➔ --의 병태 ➔ A00~A07 ➔ O98.8

                       A08 ➔ O98.5

                       A09 ➔ O98.8

                       A15~A19 ➔ O98.0

                       A24~A49 ➔ O98.8

                       A50~A53 ➔ O98.1

                       A54 ➔ O98.2 ➔ 질병코드에 해당하는 O코드로 분류한다

                       A55~A64 ➔ O98.3

♣ 모든 질병이 이환된 환자의 상태가 임신, 분만, 산후기, 유산이면 O코드로 분류한다.

♣ O98. O99분류는 위와 같은 방법으로 찾아서 없는 진단들만 재분류한 코드이며 이러한 진단들은 임신의 합병증으로 작용하여 임신에 영향을 줄 수 있는 진단들이다.

O98. O99를 부여할 때는 반드시 O98. O99을 주진단으로 부여하고 원래 질병명에 대하여 추가적으로 분류한다.

ⓔ Pre existing essential hypertension complicating pregnancy   O10.0

    임신에 합병된 선재성 본태성 고혈압

    Antithrombin deficiency in IUP 28weeks   O99.1, D68.5

    항트롬빈 결핍, 임신 28주

① O00~O08 Pregancy with abortive outcome   유산된 임신

♣ 복부임신은 O00.0으로 분류하지만 살아있는 태아를 분만한 경우에는 O83.3코드로 분류하고 복부임신한 산모관리를 하는 경우에는 O36.7로 분류한다.

   ⓔ Delivery of visble fetus in abdominal pregnancy   O83.3

      복부임신에서 태아분만

Maternal care for viable fetus in abdominal pregnancy   O36.7

복부임신에서 살아있는 태아의 산모관리

Abdominal pregnancy   O00.0

복부임신

♣ 포상기태는 태반의 영양막 세포가 비정상적으로 증식하는 질환으로 포도송이 같은 모습으로 자궁내강을 채우므로 포상기태라고 한다. 완전포상기태는 핵이 없는 난자에 1개 혹은 2개의 정자가 동시에 결합해서 발생하는 질환으로 O01.0으로 분류한다. 부분포상기태는 1개의 난자에 2개의 정자가 동시에 결합해서 발생하는 질환으로 O01.1로 분류한다. 포상기태가 악성인 경우에는 D39.2로 분류한다.

예 Complete hydatidiform mole   O01.0

완전 포상기태

Etopic pregnancy

Left tubal pregnancy, isthmic ruptured type   O00.1

자궁외 임신

좌측 난관임신, 자궁협부가 파열된 타입

♣ 자궁외 임신, 포상기태 임신, 비정상적 수태 부산물의 합병증이 있는 경우에 O08._을 추가적으로 분류할 수 있다.

예 Rupture of fallopian due to pregnancy   O01.1, O08.0

Septic shock after dilatation and curettage

임신으로 인한 난관파열

소파술후 패혈성 쇼크

♣ 불완전 유산이란 유산 후에 임신의 산물이 남아있는 상태를 포함한다.

즉 태아와 태반전체가 자궁내에 남아있거나 열린 자궁 경부를 통하여 일부가 배출된 경우를 말한다.

완전 유산이란 태반이 완전히 떨어지고 임신 산물이 함께 배출된 경우를 말한다. 유산은 자연 유산(O03), 의학적 유산(O04), 기타 유산(O05), 상세불명의 유산(O06)으로 분류되었다.

불완전 유산과 완전 유산에 따르는 합병증에 대하여 불완전 유산은 .0~.4, 완전유산은 .5~.9로 4단위 분류를 해야하므로 제3권에서 찾은 후 반드시 제1권에서 확인한다.

예 Intrauterine pregnancy at 8weeks   O99.8, O04.5, Q90.9

Down syndrome

Complete therapeutic abortion complicated by pelvic infection
임신 8주
다운증후군
골반감염이 동반된 치료적 유산

♣ 유산의 합병증은 현재 에피소드와 후발 에피소드로 나뉜다.
현재 에피소드는 질병 또는 손상과 함께 나타나는 합병증 및 증상을 동시에 치료를 받는 경우를 의미하고 후발 에피소드는 이전에 치료받은 질병 또는 손상에 대한 합병증 또는 증상을 치료해야 하는 것을 의미한다.
유산의 현재 에피소드는 O03~O06으로 분류하고 후발 에피소드는 O08._로 분류한다.
O08._코드는 유산의 현재 에피소드에 대한 합병증이 있을 때 추가적으로 분류할 수 있고 후발 에피소드일 때는 O08._코드만 분류한다.

예1 현재 에피소드인 경우
Missed abortion comlicated by vaginal hemorrhage   O02.1, O08.1
질출혈이 동반된 계류유산

예2 후발 에피소드인 경우
Pelvic peritoniitis   O08.0
(Therapeutic abortion was performed 7 days ago durng previous admission)
골반복막염(7일전 지난번 입원시 치료적유산 시행됨)

♣ 유산이란 임신상태를 지속하지 못하고 태아와 그 부속물이 임부의 체외로 배출되는 현상을 의미한다. 의학적 적응 하에서 이루어진 합법적인 인공유산을 치료적 유산(Therapeutic abortion), 비합법적으로 이루어지는 것을 범죄 유산(Criminal abortion)이라고 한다. 치료적 유산은 O04로 분류되며 비합법적 유산은 기타 유산(Other abortion)은 O05로 분류한다.

♣ 절박 유산은 임신 20주 이전에 질출혈이 동반되는 것을 말하며 임신유지가 가능하다는 점에서 계류 유산, 불완전 유산 및 완전 유산과는 구별된다. 이중 자연유산으로 종결하기도 하고 조산, 저체중아를 출산할 수도 있다.
절박 유산으로 인하여 임신이 종결된 자연 유산이 된 경우에는 O03._으로 분류하며 임신상태를 유지한 경우에는 O20.0으로 분류한다.

② O10~O16 Oedema,proteinuria and hypertensive disorders in pregnancy,

childbirth and the puerperium

임신, 출산 및 산후기에서의 부종, 단백뇨 및 고혈압성 장애

♣ 선재성이란 임신하기 전 어떤 질병에 이환된 것을 의미하며 유도성이란 임신상태에서 어떤 질병이 발생한 것을 의미한다.

의무기록 차트에서 임신전의 질병여부(과거력)를 파악하고 산과기록을 잘 살펴보아야 한다.

예) Pre-existing hypertention heart disease in IUP 30weeks O10.1

임신 30주 선재성(전에 있던) 고혈압성 심장질환

Pregnancy induced moderate pre-eclampsia O14.1

임신유도성 중등도의 전자간증

③ O20~O29 Other maternal disorders prmredominantly related to pregnancy

주로 임신과 관련된 기타 모성장애

♣ 선재성 당뇨, 임신 중 생긴 당뇨, 출산 및 산후기 당뇨병은 모두 O24._로 분류한다.

예) Pre-existing diabetes mellitus insulin dependent in IUP 28weeks O24.0

임신 28주 선재성 인슐린의존성 당뇨

♣ 임신중 전신 또는 국소마취제, 진통제 및 진정제 투약으로 인한 마취의 합병증은 O29._로 분류한다.

예) Toxic reaction to local anaesthesia during pregnancy O29.3

임신 중 국소마취에 의한 독성반응

④ O30~O48 Maternal care related to the fetus and amniotic cavity and possible delivery problems

태아의 양막강 및 가능한 분만문제와 관련된 산모관리

♣ 다태임신에서 하나는 유산을 하고 하나 이상 임신상태가 지속된 경우에는 유산코드를 부여하지 않고 O31.1로 코딩한다.

예) Continuing pregnancy after abotion of one fetus or more O31.1

하나 이상의 태아의 유산 후 지속되는 임신

♣ 자궁의 선천기형으로 산모관리를(임신, 출산) 하는 경우에는 O34.0으로 분류한다.

예) Maternal care for double uterus O34.0

이중자궁의 산모관리

♣ 분만기록지 또는 수술기록지를 살펴서 태아체중에 따라 분류할 수 있다.

태아의 체중이 4.5kg 이상의 거대아를 분류한 경우와 2.5kg 미만인 경우에 달리 분류해야 한다.

예) ♀ 2.19kg at 2:31(AM)(small for dates)　　　　　　　　　　　O36.5

여아를 오전 2시 31분에 2.19kg으로 출산

♀ 4.9kg at 4:31(AM)　　　　　　　　　　　　　　　　　　　O36.6

여아를 오전 4시 31분에 4.5kg으로 출산

♣ 거대아를 분만한 이유가 아두골반 불균형이라면 추가분류를 할 수 있다.

예) CPD(Cephalo Pelvic Disproportion)　　　　　　　　　　　　O33.9

아두골반불균형

♣ 태아저산소증으로 인한 산모관리는 O36.3으로 분류하고 자궁내 태아가 사망한 경우에는 계류 유산을 제외하고 O36.4로 분류한다.

예) Maternal care for impeding fetal distress　　　　　　　　　　O36.3

태아저산소증의 산모관리

♣ 임신을 유지할 수 없는 양막의 조기파열(PROM)은 조기진통을 유발하게 된다. PROM 은 24시간 전후의 진통에 따라 분류하며 조산, 만삭, 상세불명에 따라 5단위 분류를 하므로 제1권을 참조하여 분류한다.

예) Premature rupture of membrane onset of labour within 24 hours　　O42.09

양막의 파열 후 24시간 이내의 진통시작

Ruture of membrane(2 days ago)　　　　　　　　　　　　　O42.99

2일전 양막파열

♣ 가진통(false labor)는 불규칙하고 약하게 짧게 느껴지는 자궁수축으로 임신후기 및 출산일이 다가올수록 자주 나타나는 통증이다.

가진통은 임신 37주 전인 경우에는 O47.0, 37주 이후이면 O47.1으로 분류한다.

예) False labor in IUP 38 weeks　　　　　　　　　　　　　　　O47.1

임신 38주의 가진통

⑤ O60~O75 Comlications of labor and delivery　진통 및 분만의 합병증

♣ 정상분만은 37를 기준으로 한다. 37주 이후 분만하는 것을 만삭분만이라고 한다. 37주 이전의 분만을 조기 분만이라고 하고 42주 이상인 경우 지연임신이라고 한다. 분만기록지의 임신주수와 의무기록지를 확인하여 분류한다.

예1 IUP 34 weeks with delivery   O60.1

임신 34주 분만

예2 IUP 42 weeks   O48

임신 42주

♣ 분만 1기는 자궁경부가 약 10cm 벌어진다. 분만 2기는 자궁이 열리고 태아가 나올 때까지를 말한다. 분만 3기는 태아가 나온 이후에 필요없게 된 태반 등이 나오는 시기를 말하며 산모의 회음부를 봉합하고 회복실로 옮겨진다. 분만 4기는 자궁 수축이 잘되어 회복실에서 병실로 갈 때까지를 의미한다.

자궁수축제를 사용하지 않고 3시간 이내에 분만 1기~분만 3기까지 진행되는 것을 급속분만(Preciptate)이라고 하고 분만 1기와 2기가 지연되는 것을 지연산통(Long labour)이라고 한다.

♣ 진통 및 분만의 합병증은 O74._로 분류한다

예 Pulmonary complication of anaesthesia during delivery   O74.1

분만 중 마취로 인한 폐합병증

⑥ O80~O84 Delivery   분만

♣ 분만의 종류에는 자연분만, 제왕절개, 다태분만, 집게 또는 진공흡착기 분만 및 기타 보조 단일분만이 있다.

♣ O82.0은 산모가 제왕절개를 선택한 경우로 선택적 제왕절개에 의한 분만이며 반복적인 제왕절개를 의미한다. 그러므로 이전에 제왕절개 한부분에 대한 관리를 나타내는 O34.2도 같이 분류한다.

예1 Interauterine pregnancy at 36 weeks   O60.1, O82.0, O34.2

Elective caesarean section

Previous cesarean section station

임신 38주 선택적 제왕절개

이전 제왕절개 상태

예2 NFSD(Normal full term spontaneous)   O80.9

정상만기 자연분만

예3 Emergency C/S   O82.1

응급제왕절개 분만

♣ 1명 이상을 분만하는 다태분만은 O84._으로 분류하며 태아의 분만방법을 나타내기 위하여
O80~O83을 추가적으로 분류할 수 있다.

예4 Emergency C/S with Twin delivery   O82.1 O84.0, O30.0
   쌍둥이 분만을 동반한 응급제왕절개

♣ 제왕절개를 선택해야 하는 경우
  - 골반이 좁아 난산 예상   O64._, O65._, O66._
  - 쌍각자궁 등의 자궁기형   O34.0
  - 전치태반   O44
  - 초고령 임산부   Z35.5
  - 다태임신   O30
  - 이전의 제왕절개   O34.2
  - 이상태위   O64._
  - 탯줄의 합병증   O69
  - 태반조기박리   O45
  - 자궁근종   O34.1
  - 태아곤란증   O68.9
  - 지연분만   O63

⑦ 분만 및 산후기의 합병증

O85~O92   Complications predominantly to the puerperium
           주로 산후기에 관련된 합병증

O94~O99   Other obstetric,conditions,NEC
           달리 분류되지 않은 기타 산과적 형태

♣ 분만하면서 합병증이 있는 경우 제3권에서 찾는 방법
  분만
   ⟶ --에 합병된
   ⟶ 질병명(진단명) ⟶ 질병코드가 있으면 이 코드로 분류한다.

  예 IUP at 38 weeks with spontaneous delivery   O80.9, O88.3
     Pyemic embolism
     임신 38주의 자연분만에 합병된 농혈성 색전증

♣ 입원기간 중 산후합병증과 분만이 합병증이 있는 경우에는 분만의 합병증이 주진단이 된다.

   예 IUP at 38 weeks, delivery complicated by PROM   O42..9, O86.0 Y62.0

      Low flap transverse cearean section

      Wound infection

      조기양막파열에 의한 임신 38주 분만

      저위 횡단 제왕절개

      상처감염

♣ 산후기와 관련된 정신 및 행동장애는 F53._으로 분류된다.

   예 Postnatal depression   F53.0

      출산 후 우울증

♣ 분만 시 창상으로부터 세균감염으로 발열이 일어나는 산욕기에 나타나는 열을 산욕열(Puerperal fever) 이라고 한다. 분만 후 24시간 이후 산욕 10일 내에 2일 이상 38℃ 이상의 발열이 지속되는 것이다. 산욕열 및 산후기 패혈증에 대하여 O85로 분류하며 감염원에 대하여 추가 분류를 B95~B98에서 할 수 있다.

   예 Puerperal fever due to streptococcus   O85, B95.5

      사슬알균으로 인한 산후열

♣ 산후기란 분만 후 6~8주까지를 의미하며 산후기 중 전신 혹은 국소마취제, 진통제 또는 진정제의 투여로부터 발생한 산모의 합병증인 경우 O89._로 분류한다.

   예 Puerperal anemia   O99.0

      산후빈혈

♣ 수술 후의 감염, 상처의 파열 등에 대하여 임신 중에 발생한 경우에는 O코드로 분류하며 손상외인 코드와 같이 분류한다.

   예1 Operation C/S wound dehiscence   O90.0, Y65.2

      제왕절개 상처부위의 벌어짐

      Operation obstetric wound pus   O86.0, Y62.0

      수술 후 산과상처 부위의 농

      Operation perineal wound disruption   O90.1, Y65.2

      수술한 회음부의 파열

♣ 산과적 사망은 분만 후 42일~1년, 직접 산과적 원인의 후유증에 의한 사망 및 상세불명의 산과적 사망으로 O95~O97에서 분류하였다. 분만 후 42일~1년, 직접 산과적 원인의 후유증에 의한 사망에 대하여 산과적 원인을 추가분류 할 수 있다.

O95(상세불명의 원인에 의한 산과적 사망)은 여성이 임신, 진통 또는 산후기에 사망했거나 기재된 정보에서 "산모의" 또는 "산과학적 사망" 이라고 기재되어 있는 경우에 분류한다.

O96(분만후 42일 이상 1년 이내에 일어난 모든 산과학적 원인에 의한 사망)은 임신 종결후 42일부터 1년 이내에 발생한 산과적 직접 또는 간접 원인을 분류한다.

O97(직접적 산과학적 원인의 후유증에 의한 사망) : 임신 종결 후 1년 이후에 발생한 산과적 직접 원인을 분류한다고 명시되어 있다.

- 직접 산과적 사망(Direct obstric deaths) : 임신 상태의 산과적 합병증(임신, 진통, 산후)으로 인하여 발생한 사망을 의미한다.
- 간접 산과적 사망(Indirect obstric deaths) : 기존의 질병 또는 임신 중에 생리적 영향으로 악화된 질병으로 인한 사망을 의미한다.

♣ 피임, 임신 및 분만에 관련되어 추가적으로 분류할 수 있는 코드는 다음과 같다.

Z30.1 Insertion of intrauterine contraceptive device
자궁내 피임장치의 삽입
수정란의 착상을 방지하기 위하여 병원에서 피임장치를 삽입한 경우에 분류한다.

Z30.2 Sterilization 불임법
예 Multiparity for sterilization   Z30.2
임신을 원하지 않는 경우 남성 또는 여성이 수술을 통하여 영구적으로 불임이 될 수 있는 방법으로 남성은 정관술, 여성은 난관술을 하는 경우에 분류한다.

Z30.5 Surveillance of utauterine contraceptive device
자궁내 피임장치의 감시
자궁내 피임장치를 삽입을 한 이후에 제대로 위치하고 있는지 또는 제거 또는 재삽입을 하기 위하여 진료를 받은 경우에 분류한다.

Z97.5 Presence of intrauterine contraceptive device
자궁내 피임장치의 존재

Z92.0 Personal history of contraception   피임의 개인력

피임의 개인력

과거력에 피임을 한 경우가 기재되어 있는 경우에 분류한다.

O26.3 Retained intrauterine contraceptive device in pregnancy

임신 중 잔류된 자궁내 피임장치

임신 중 자궁내 피임장치가 있는 경우에도 분류한다.

O35.7 Maternal care for demage to fetus by intrauterine contraceptive device

자궁내 피임장치에 의한 태아손상의 관리

임신 중 자궁내 피임장치가 있는 상태에서 태아에게 손상을 준 경우에 분류한다.

T83.3 Mechanical complication of intrauterine contraceptive device

자궁내 피임장치의 기계적 합병증

피임장치로 인하여 문제가 발생된 경우에 분류한다.

예) Small, displacement of IUCD(Intrauterine contraceptive device)

　　약간 전위된 자궁내 피임장치

Z31.1 Artificial insemination   인공 수정

임신을 위하여 인공수정을 한 경우에 분류한다

Z31.2 In vitro fertillization(IVF)   시험관 수정

체외 수정이라고도 하며 시험관에서 수정을 시켜서 자궁에 이식시켜 임신상태가 되도록 하는 경우에 분류한다.

Z32 Pregnancy examination and test   임신검사

임신여부를 확인하기 위하여 검사를 시행한 경우에 검사결과에 따라 4단위 분류한다.

Z34 Supervision of normal pregnancy   정상임신의 관리

임신 중 병원에서 산전관리를 받는 경우이며 임신기간에 따라 5단위로 분류한다. 임신기간은 제1삼분기, 제2삼분기, 제3삼분기, 상세불명의 삼분기에 대한 기준이 제1권에 명시되어 있으므로 제1권을 참조하여 분류한다.

Z35.5 Supervision of pregnancy elderly primgravida   고령 초임산부의 관리

35세 이상의 초임부 산모인 경우에 분류한다 .

예 Elderly primgravida   Z35.5

Z36.0 Antenatal screening for chromosomal anomales

염색체 이상에 대한 출산전 선별검사

임신 중 태아의 염색체이상을 발견하기 위하여 검사한 경우에 분류한다.

Z37.0 Single live birth   단일 생산아

산모가 한명을 출산한 경우에 추가분류한다.

Z37.1 Single stillbirth   단일 사산아

임신 12주 이후의 사산아의 만출을 의미하며 임신 24주 이내에 만출되어 사망한 경우 사산아로

간주한다. 한명의 사산아를 만출한 경우에 분류한다.

Z37.2 Twins, both liveborn   쌍둥이 둘다 생존출생

산모가 두 명의 생존아를 출생한 경우에 분류한다.

Z37.3 Twins, one livebirth and one stillboth

쌍둥이, 하나는 생존출생, 하나는 사산아

산모가 분만시 한명은 생존아를 출산하고 한명은 사산아를 출산한 경우 분류한다.

Z39.2 Routine postpartum folloe-up   정례적 분만후 추후적 관리

병원에 입원하여 분만한 후 산후기에 병원에 와서 진료를 받는 경우에 분류한다.

❖ 연/습/문/제

01 Therapeutic Abortionc
치료적 유산

02 Postpartum atomnic bleeding
분만후 이완성 출혈

03 Bad obstertric history
Post Shirodkar's operation status
쉬도르카 수술후 상태

04 Mild preeclampsia IUP at 39 Weeks
임신 39주의 경미한 자간전증

05 ectopic pregnancy (Left tubal pregnancy, isthmic ruptured type)
자궁외 임신(좌측 난관임신, 협부 파열타입)

06 IUP at 39 Weeks
Placenta previa
임신39주
전치태반

07 Twin preg IUP at 33 weeks c labor
IUFD of lst baby, breech presentation of first baby
임신 33주 분만
둔위태위의 첫번째 아이 자연분만

08 Sever Preeclampsia
중증의 전자간증

09 Preg, at 33^{+1}wks $\overline{c}$ Vx(Vertex)
임신33주의 두정태위

10 Sever Preeclampsia
    Prev C/sec state
    중증의 전자간증
    이전의 제왕절개 상태

11 Oligohydramnios
    양수과소증

12 Gestational [pregnancy-induced] hypertension without significant proteinuria
    단백뇨를 동반하지 않은 임신유도성 고혈압

13 IIOC(incompetent internal Os of cervix) Preg, at 33^{+1}wks
    임신 33주, 자궁무력증

14 Post partum bleeding
    분만에 합병된 출혈

15 Multiparity for sterilization
    다산부를 위한 불임법

XVI 출산전후기에 기원한 특정 병태

P00~P04	Fetus and newborn affected by maternal factors and by complication of pregnancy, labour and delivery	모성요인과 임신, 진통 및 분만의 합병증에 의해 영향을 받은 태아 및 신생아
P05~P08	Disorders related to length of gestation and fetal grewth	임신 기간 및 태아 발육과 관련된 장애
P10~P15	Birth trauma	출산 외상
P20~P29	Respiratory and cardiovascular disorders specific to the perinatal Period	출생전후기에 특이한 호흡 및 심혈관 장애
P35~P39	Infections specific to the perinatal period	출생전후기에 특이한 감염
P50~P61	Haemorrhage and haematological disorders of fetus and newborn	태아 및 신생아의 출혈성 및 혈액학적 장애
P70~P74	Transitory endocrine and metabolic	태아 및 신생아에 특이한 일과성 내분비 및 대사장애
P75~P78	Digestive system disorders of fetus and newborn	태아 및 신생아의 소화기계통의 장애
P80~P83	Conditions involving the integument and temperature regulation of fetus and newborn	태아 및 신생아의 외피 및 체온조절에 관련된 병태
P90~P96	Other disorders originating in the perinatal period	출생전후기에 기원한 기타 장애

♣ 출생이란(Live birth) 임신기간에 관계없이 수태의 산물이 모체로부터 완전히 만출 또는 적출되어 태아가 호흡하고 탯줄의 박동, 심장박동 및 수의근의 명확한 운동처럼 생명의 징후가 나타나는 것을 의미한다.

♣ 태아사망(Fetal death)은 임신기간과 관계없이 수태의 산물이 모체로부터 완전히 만출 또는 적출되기 전에 사망을 하는 경우를 의미한다.

♣ 출생전후기란 임신 28주부터 생후 1주 사이의 기간을 의미한다.

♣ 신생아는 출생에서 생후 1개월까지를 의미한다.

♣ P코드 찾는 방법

산모관리로 찾으면 O코드가 나오므로 "출산" 또는

질병명

⟶ 신생아 또는

⟶ 태아 또는 신생아에 영향을 주는

위와 같은 방법으로 찾는다.

⟮예⟯ Brachial plexus birth injury   P14.3

♣ P코드는 신생아 및 출생전후기의 상태에 대하여 분류하며 임신, 분만, 유산의 상태는 O코드로 분류한다. 산모에서 출생하면 하나의 생명인 개체이므로 출산한 이후부터는 아기에 대해서 P코드로 분류한다. 산모의 차트에 P코드가 부여되는 경우에는 출산 후 사산한 경우이며 사산한 이유를 명시하기 위하여 산모의 차트에 P코드로 부여할 수 있다.

⟮예⟯ IUP 35 weeks   O60.1, P20.9

Stillbirth from fetal distress syndrome

임신 35주, 태아곤란증후군으로 인한 사산

♣ 산모에 받은 영향으로 출생전후기 또는 출생전후기를 지난 나이라도 질병이 출생전후기에 발생한 경우라면 P코드로 분류한다.

⟮예⟯ Asthma affected by maternal use of tobacco   J45.9, P04.2

산모 흡연에 의해 영향을 받은 천식

① P05~P08 Disorders related to length of gestation and fetal grewth

임신 기간 및 태아 발육과 관련된 장애

♣ 임신기간에 비하여 저체중, 과소크기 및 과소크기는 아니지만 영양실조인 경우 P05._으로 분류한다.

⟮예⟯ Fatal malnutrition   P05.2

태아 영양실조

♣ 분만시 신생아의 체중에 대하여 분만기록지나 경과기록지 등 의무기록지에 기록되어 있다면 체중에 대한 코드를 분류한다.

극단저체중출산아는 500g 미만~999g까지를 의미하며 저체중출산아는 1000g~2499g 즉, 2.5kg 미만을 의미한다.

출생한 임신주수에 따른 분류는 28주 미만~36주까지 P07._에서 분류가 되었으며 임신기간과 체중에 대한 분류를 해야한다면 체중에 우선권을 둔다.

  예 Birth weight 1.39kg,   P07.11

♣ 체중이 4.5kg 이상인 경우 또는 임신기간에 비하여 체중과다에 대하여 P08._로 분류한다.

  예 Birth weight 4.81kg,   P08.1

② P20~P29 Respiratory and cardiovascular disorders specific to the perinatal Period
출생전후기에 특이한 호흡 및 심혈관 장애

♣ 아프가 점수(Apgar scoring)은 출생직후 신생아의 상태를 평가하는 방법으로 심박수와 호흡능력, 근육긴장도, 자극에 대한 반응, 피부색을 검사하며 각 항목당 2점씩으로 하여 10점 만점으로 한다. 출산질식 코드 P21._은 질식 또는 순환기 문제 언급없이 낮은 아프가 점수에 사용되어서는 안된다.

  예 White asphyxia with 1-minute Apgar score 0~3   P21.0
     1분 아프가점수 0~3의 백색질식

③ P35~P39 Infections specific to the perinatal period   **출생전후기에 특이한 감염**

♣ P35~P39 코드는 자궁내 또는 출산 중 얻은 감염에 대하여 분류하며 P코드로 분류하지 않고 원래번호로 분류하는 질환은 다음과 같다.

Human immunodefiency virus disease(B20~B24)
인체면역결핍바이러스 병
Infectious disease acquires after birth(A00~B99, J09~J11)
출산 후 얻은 감염질환
Congenital gonococcal infection(A54._)
선천성 임균감염
Congenital syphilis(A50._)
선천성 매독
Intestinal infectious disease(A00~A09)
장 감염성 질환
Laboratory evidence of human immunodefiency of human immunodeficiency virus(R75)
인체면역결핍바이러스의 검사실 증거

Tetanus neonatorum(A33)

신생아파상풍

Asymtomatic human immunodeficiency virus infection(Z21._)

무증상 인체면역결핍바이러스 감염

예1 Term birth living child   P36.2, Z38.0

    Sepsis of newborn due to staphylococcus aureus

    임신 만기 출생아

    황색 포도구균으로 인한 신생아 패혈증

예2 Term birth living child   A09.0, Z38.0

    Infectious diarrhoea

④ P70~P74 Transitory endocrine and metabolic

태아 및 신생아에 특이한 일과성 내분비 및 대사장애

♣ 일과성이란? 병의 증상이 잠시 나타났다가 곧 없어지는 것을 의미한다.

출생전후기의 일과성 내분비 및 대사장애가 일과성인 경우 P70~P74에서 분류하고 지속적인 상태를 유지하는 질병은 원래 질병코드로 분류한다.

예 Transient neonatal hyperthyroidism   P72.1

    일과성 신생아 갑상선기능항진증

    Hyperthyroidism   E05.90

    갑상선기능항진증

⑤ 신생아 출생장소에 따른 분류

Z38._ 은 신생아 출생장소와 단일아, 다태아 및 쌍둥이에 대하여 분류한다.

분만장소의 언급이 없는 경우에는 상세불명의 장소로 분류한다.

신생아에게 질병이 있는 경우에는 질병에 대한 분류와 출생장소에 대한 분류를 하며 분만 후 퇴원한 이후에 다시 병원에 내원한 경우에는 Z38._코드를 생략한다.

Z38.0 Singleton,born in hospital   병원에서 출생한 단생아

병원에 입원하여 한명의 생존아를 분만한 경우에 분류한다.

Z38.1 Singleton,born outside hospital   병원외에서 출생한 단생아
산모가 집 또는 병원에 오는 도중 한명의 생존아를 분만한 경우에 분류한다.

Z38.3 Twin, both in hospital   병원에서 출생한 쌍둥이
병원에 입원하여 두 명의 생존아를 분만한 경우에 분류한다.

Z38.4 Twin, born outside hospital   병원외에서 출생한 쌍둥이
산모가 집 또는 병원에 오는 도중 두 명의 생존아를 분만한 경우에 분류한다.

예) Term birth living femail   P01.1 Z38.0
   Cerebral haemorrhage due to birth injury
   병원에서 출생한 만기 신생아
   출산손상으로 인한 대뇌출혈

⑥ 이 장의 별표 항목은 다음과 같다.

   P75*   Meconium ileus incystic fibrosis
            낭성 섬유종에서의 태변장폐색증

⊹ 연/습/문/제

01 Combined hydrocele
복합적 음낭수종

02 RDS(Respiratory dissturbance syndrome) of newborn
신생아의 호흡곤란증후군

03 Birth weight 2.19kg
출생시 체중 2.19kg

04 Pulmonary hemorrhage originating in the perinatal period
출생전후기에 기원한 폐출혈

05 Congenital gonococcal infection
선천성 임균감염

06 Neonatal gastrointestinal haemorrhage
신생아 위장관 출혈

07 Fetal blood loss from ruptured cord
태반으로 인한 태아실혈

08 Congenital tuberculosis
선천결핵

09 Hyperbilirubinaemia of prematurity
미숙아의 고빌리루빈혈증

10 Neonatal jaundice
신생아 황달

11 Disseminated intravascular coagulation of newborn
신생아의 파종성 혈관내 응고

12 Anaemia of prematurity
미숙아 빈혈

13 Dehydration of newborn
신생아 탈수

14 IVH(intraentricular hemorrhage) of newborn
신생아의 뇌실내 출혈

15 Transient neonatal myasthenia gravis
일과성 신생아 중증근무력증

XVII 선천성 질환

Q00~Q07	Congenital malformations of the nervous system	신경계통의 선천기형
Q10~Q18	Congenital malformations of eye, ear face and neck	눈, 귀, 얼굴 및 목의 선천기형
Q20~Q28	Congenital malformations of the circulatory system	순환계통의 선천기형
Q30~Q34	Congenital malformation of the respiratory system	호흡계통의 선천기형
Q35~Q37	Cleft lip and cleft palate	구순열 및 구개열
Q38~Q45	Other congenital malformations of the digestive system	소화계통의 기타 선천기형
Q50~Q56	Congeinital malformations of genital organs	생식기관의 선천기형
Q60~Q64	Congenital malformations of the urinary system	비뇨계통의 선천기형
Q65~Q79	Congenital malformatins and deformations of the muscloskeletal Systems	근골격계통의 선천기형 및 변형
Q80~Q89	Other congenital malformations	기타 선천기형
Q90~Q99	Chromosomal abnormalities	달리 분류되지 않은 염색체이상

♣ 선천성 이상은 염색체 이상 혹은 선천성 기형증후군에 의한것으로 폐 형성저하는 선천성 이상에 의한 것을 의미한다고 KCD 6차 개정의 제2권에 명시되어 있다.

♣ 선천성으로 분류하는 방법
  첫번째 방법
  질병명(후천성)
    ➞ 선천성 ➔ 코드로 분류한다.
  두번째 방법

질병명(선천성)

⟶ 후천성--.코드로 분류한다.

♣ 사망당시의 연령이 아래와 같은 질병 등으로 출생 후 후천적이었다는 명시가 없다면 선천성으로
간주해야 한다고 KCD 6차 개정의 제2권에 명시되어 있다.

1세 미만 : 동맥류(aneurysm), 대동맥 협착증(aortic stenosis), 폐쇄증(atresia), 뇌의 위축(atrophy
of brain), 뇌낭포(cyst of brain), 변형(deformity), 기관의 전위(displacement of organ),
이소증(ectopia), 장기형성부전(hypoplasia of organ), 기형(malformation), 폐동맥 협착
(pilmonary stenosis), 판막성 심장질환(valvular heart disease)

생후 4주 미만 : 상세불명의 심장질환(heart disease NOS)
상세불명의 수두증(Hydrocephalus NOS)

♣ 신생아 또는 영아 사망진단서에 산모의 짧은 임신, 미숙, 조숙, 낮은 체중과 함께 언급된 경우 미
숙폐(P28.0)으로 분류하고 폐의 형성저하 및 형성이상(Q33.6)으로 분류하지 않는다고 KCD 6차
개정의 제2권의 선천기형에 관한 내용 133쪽에 기재되어 있다.

① Q00~Q07 Congenital malformations of the nervous system   신경계통의 선천기형

♣ 신생아의 수두증은 선천수두증으로(Q03.9) 분류하고 후천성 수두증은 G91._으로 분류한다.

예) Hydrocephalus in newborn   Q03.9
신생아의 수두증

Acquired hydrocephalus   G91.9
후천성 수두증

♣ 신경계통의 선천기형은 다음과 같다.

뇌와 관련된 기형(Q0)~Q04) - 무뇌증(Anencephaly), 소두증(Microcephaly), 선천수두증(Congenital
hydrocephalus), 뇌의 선청기형(Other congenital malformation of brain)으로 분류되어 있다.

척추 및 척수와 관련된 기형(Q05~Q06) - 수두증 동반유무와 관련된 척추를 해부학적 부위
(Q05.0~Q05.9) 척수의 선천기형으로 분류되어 있다.

신경계통의 선천기형으로는 아놀드 - 키아라증후군(Arnold-Chiari syndrome)을 Q07.0으로 분류하
였다.

예) Meningocele, cerebral   Q01.9
대뇌수막류

② Q20~Q28 Congenital malformations of the circulatory system   순환계통의 선천기형

♣ 순환기계통의 선천기형은 다음과 같다.

심실중격결손(Ventricula septal defect), 심방중격결손(Atrial septal defect)

폐동맥판 및 삼천판의 선천기형(Congenital malformations of pulmonary and tricuspid valves), 대동맥 및 대정맥의 선천기형(Congenital malformations of great arteries and great veins), 팔로우 4징후로 분류되었다.

팔로우 네징후(Tetra of Fallot)는 대동맥 협착 또는 대동맥 폐쇄, 우측전위 및 우심실비대를 동반한 심실중격을 의미한다.

예 Tetra of Fallot   Q21.3
  팔로우 네징후

③ Q35~Q37 Cleft lip and cleft palate   구순열 및 구개열

♣ 구순열 및 구개열이 코와 관련된 기형이 있는 경우에 부가적으로 있는 경우에는 Q30.2를 추가적으로 분류할 수 있다.

예 Cleft lip with cleft nose   Q36.9, Q30.2
  갈린코를 동반한 한쪽의 구순열

④ Q50~Q56 Congeinital malformations of genital organs   생식기관의 선천기형

♣ 여성생식기의 선천기형은 Q50~Q52로 분류되어 있으며 남성생식기관의 선천기형은 Q53~Q55으로 분류되어 있다.

예 Hypospadias penile   Q54.1
  음경부 요도하열
  Bicornate uterus   Q51.3
  쌍각자궁

⑤ Q65~Q79 Congenital malformatins and deformations of the muscloskeletal Systems
  근골격계통의 선천기형 및 변형

♣ 근골격계통의 선천기형은 내반첨족(Talipes equlnovarus), 다지증(Polydactyly), 합지증(Syndactyly), 사지의 선천기형 및 척추와 뼈의 선천기형에 대하여 분류되어 있다.

예 Spina bifida occulta   Q76.0
  잠재성 이분척추

⑥ Q90~Q99 Chromosomal abnormalities　달리 분류되지 않은 염색체 이상

♣ 염색체 이상으로 인한 기형은 21번 염색체가 정상인보다 1개 더 많은 다운증후군(Down's syndrome), 18번 염색체가 3개인 에드워즈 증후군과 파타우 증후군(Edward's syndrome and Patau's syndrome), 성염색체인 X염색체 부족한 터너증후군(Tuner's syndrome) 및 다른 성염색체 이상에 (Other sex chromosoma abnomalities) 대하여 분류되어 있다.

⁜ 연/습/문/제

01 Preauricular cyst
귓바퀴앞 동 및 낭

02 cleft lip
구순열

03 Epidermolysis bullosa simplex
단순 수포성 표피박리증

04 Patent ductus arteriosus
동맥관개존증

05 Congenital spondylolisthesis
선천성 척추전방전위증

06 Atrioventricular septal defect
심방실중격결손

07 Hypospadias balanic
귀두부 요도하열

08 Neurofibromatosis
신경섬유종증

09 Congenital fissure of lip
입술의 선천열구

10 Dystrophic dysplasia
이영양성 형성이상

11　Anonychia
　　무조증

12　Ankyloglossia
　　설유착증

13　Accessory breast
　　부유방

14　Hirschsprung' s disease
　　히르쉬스프롱병

15　Talipes equinovarus
　　내반첨족

XVIII 달리 분류되지 않은 검사 이상소견

R00~R09	Symptoms and signs involving the circulatiory and respiratory system	순환계통 및 호흡계통을 침범한 증상 및 징후
R10~R19	Symptoms and signs involving the digestives system and abdomen	소화계통 및 복부를 침범한 증상 및 징후
R20~R23	Symptoms and signs involving the skin and subcutaneous tissue	피부 및 피하조직을 침범한 증상 및 징후
R26~R29	Symptoms and signs involving the nervous and musculoskeletal Systems	신경계통 및 근골격계통을 침범한 증상 및 징후
R30~R39	Symptoms and signs involving the urinary system	비뇨계통을 침범한 증상 및 징후
R40~R46	Symptoms and signs involving cognition, perception, emotional state and behaviour	인지, 지각, 정서상태 및 행위에 관한 증상 및 징후
R47~R49	Symptoms and sign involving speech and voice	말하기 및 음성에 관한 증상 및 징후
R50~R69	General symptoms and signs	일반 증상 및 징후
R70~R79	Abnormal findings on examination of urine, without diagnosis	진단명 없는 혈액 검사상의 이상소견
R80~R82	Abnormal findings on examination of urine, without diagnosis	진단명 없는 요검사상의 이상소견
R83~R89	Abnormal findings on examination of other body fluids, substatices and tissues without diagnosis	진단명 없는 기타 체액, 물질 및 조직 검사상의 이상소견
R90~R94	Abnormal findings on diagnostic imaging and in function studies, without diagnosis	진단명 없는 진단적 영상 및 기능 검사상의 이상소견
R95~R99	IL-defined and unknown causes of mortality	불명확하고 미상의 사인

- 진단명은 있지만 중요한 증상을 나타낼 때
- 원인이 없는 증상
- 진단내리기전 환자의 퇴원
- 필요한 검사를 받기 위하여 타병원으로 이송

♣ 증상의 원인질환이 의무기록지에 기록되어 있는 경우에는 원인질환을 주진단으로 하고 증상을 부가적인 진단으로 분류한다.

예 Vomitting due to pituitary adenoma   M8272/0, D35.2, R11.2
　　뇌하수체 선종으로 인한 구토

♣ 진단이 확정되지 않은 경우, 상세불명의 병인, 진단을 받지 않은 경우에도 R69로 분류한다.

♣ 진료 후에도 주된병태가 "의심되는" 등으로 기록되고 그 이상의 자세한 정보가 없을 때에는 의심되는 진단명을 확진된 것처럼 분류한다.

⟶ 연/습/문/제

01 Petechial hemorrhage
점상출혈

02 Ecchymosis
반상출혈

03 Skin rush
피부발진

04 Dyspnea
호흡곤란

05 FUO(fever of unknown)
원인불명의 열

06 febrile convulsion
열성경련

07 Sinus Bradycardia
느린맥

08 Hyperglycemia
과혈당

09 Cerebral oedema due to birth injury
출산손상으로 인한 뇌부종

10 Septic shock
패혈성 쇼크

11 Stupor
혼미

12 Urinary incontiness
요실금

13 Tetany
테타니

14 Abnormality of globulin
글로블린의 이상증

15 Instantaneous death
순간적 사망

XIX 손상, 중독, 외인

S00~S09	Injuries to the head	머리의 손상
S10~S19	Injuries to the neck	목의 손상
S20~S29	Injuries to the thorax	흉부의 손상
S30~S39	Injuries to the abdomen,lower back, lumbar spine and pelvis	복부, 아래 등, 요추 및 골반의 손상
S40~S49	Injuries to the shoulder and upper arm	어깨 및 위팔의 손상
S50~S59	Injuries to the elbow and forearm	팔꿈치 및 아래팔의 손상
S60~S69	Injuries to the wrist and hand	손목 및 손의 손상
S70~S79	Injuries to the hip and thigh	둔부 및 대퇴의 손상
S80~S89	Injuries to the knee and lower leg	무릎 및 아래다리의 손상
S90~S99	Injuries to the ankle and foot	발목 및 발의 손상
T00~T07	Injuries involving multiple body region	여러 신체부위를 침범하는 손상
T08~T14	Injuries to unspecified parts of trunk, limb or body region	몸통, 사지 또는 신체부분의 상세불명 부분의 손상
T15~T19	Effects of foreign body entering through natural orifice	자연개구를 통해 들어온 이물의 영향
T20~T32	Burns and corrosions	화상 및 부식
T33~T35	Frosthite	동상
T36~T50	Poisoning by drugs,medications and biological substances	약물 약제 및 생물학적 물질에 의한 중독
T51~T65	Toxic effects of substances chiefly nomedicinal as to source	비의약용물질의 독성 효과
T66~T78	Other and unspecified effects to external causes	외인의 기타 및 상세불명의 영향
T79	Certain early complications of trauma	외상에 의한 조기 합병증
T80~T88	Complication of surgical and medical care NEC	달리 분류되지 않은 외과적 및 내과적 치료의 합병증
T90~T98	Sequelae of injuries of poisoniing and of other consequences of external causes	손상 중독 및 외인에 의한 그외의 결과의 후유증

♣ 질병을 발생시킨 원인이 손상 및 외인이 명시되어 있는 경우에는 현재의 질병이 주진단이 되고 손상 및 외인은 추가적으로 분류해 주어야 한다.

예) Open fracture of multiple rib   S22.491, V43.4

    The center line while driving a truck and car collision

    다발성 늑골의 개방성 골절

    승용차 운전 중 중앙선 침범한 트럭과 충돌

♣ S코드는 단일 신체부위와 관련되어 여러 형태의 손상을 분류하며 2단위는 해부학적 부위를 의미하며 3단위는 손상의 형태를 의미한다.

Sxx

↓

해부학적 부위

0 : 머리, 1 : 목, 2 : 흉곽, 3 : 복부, 아래 등, 요추 및 골반의 손상

4 : 어깨 및 위팔 5 : 팔꿈치 및 아래팔   6 : 손목 및 손

7 : 둔부 및 대퇴 8 : 무릎 및 아래다리   9 : 발목 및 발의 손상

Sxx

↓

손상의 형태

예) Contusional ICH(Intracerebral hemorrhage) Lt temporal   S06.30

    타박상에 의한 왼쪽 측두에 출혈

♣ T코드는 약물 또는 비약물 중독, 외상의 합병증, 내과적 합병증, 손상과 중독 및 외인 결과의 후유증 및, 다발성 또는 상세불명의 손상을 나타낼 때 분류한다.

♣ T00~T14, T90~T98 및 S코드는 손상유형에 따라 3단위에서는 다음과 같은 손상을 포함한다.

① Sx0 : 표재성 손상

    - 찰과상(abrasion), 수포(blister),

      타박상 및 혈종을 포함하는 타박상(contusion, including bruise and haematoma),

      주된 열린 상처없이 표재성 이물(파편)에 의한 손상(injury from superficial foreign(splinter)

      without major open wound)), 곤충물림(insect bite(nonvenomous))

★ 표재성 손상의 형태를 분류하기 위하여 5단위를 사용한다.

0 : 박리, 찰과상(abrasion), 1 : 수포(blister), 2. 곤충물림(insect bite)

3. 표재성 이물(superficial foreign body),   4. 타박상(contusion)

8, 기타손상(other injury)   9. 상세불명의 손상(unspecified injury)

즉 표재성 손상은 5단위로 분류하므로 반드시 제1권에서 확인한다.

예 Contusion of eyelid and periocular area   S00.19

눈꺼풀 및 눈주위의 타박상

Sx1 : 열린상처- 동물물림(animal bite), 절단(cut), 열상(laceration), 찔린상처(puncture wound
NOS)

예 Open wound cervical trachea   S11.0

경부기관의 열린상처

② Sx2 : 손상 및 외인으로 인한 골절만 S나 T코드로 분류하며 병적골절, 골다공증, 스트레스성 골절 등
골절의 부정유합, 불량유합은 M코드로 분류한다.

- 자연치유를 동반하거나 동반되지 않은

폐쇄분쇄(Closed comminute), 폐쇄함몰(closed depressed)

폐쇄융기(closed elevated), 폐쇄균열(closed fissure)

폐쇄생나무(closed greenstick), 폐쇄매복(closed impacted)

폐쇄선상(closed linear), 폐쇄행군(closed march)

폐쇄단순(closed simple), 폐쇄할강공단(closed slipped epiphysis)

폐쇄나선형(closed spiral)

- 탈구골절(dislocated fracture)

- 전위골절(displaced fracfure)

- 자연치유를 동반 또는 동반하지 않은

개방성 복잡(open compound), 개방성 감염성(open infected)

개방성 총탄성(open missle)

개방성 천자(open puncture)

이물을 동반한 개방성(open with foreign body)

예 $T_{12}L_{2-5}$compressionfracturewithosteoporosis   M80.98

골다공증을 동반한 경루$_{12}$, 요추$_{2-5}$ 압박골절

★ 골절은 5단위 및 6단위로 표기한다. 폐쇄성 및 개방성으로 명시되지 않은 경우에는 폐쇄성으로 분류한다.

　0 : 폐쇄성　　1 : 개방성

　예 Open fracture of lumbar L1　　　　　　　　　　　　　　　　S32.021

　　요추 L1의 개방성 골절

　　Fracture of lower end of tibia with fracture of fibula　　　　S82.320

　　비골 골절을 동반한 경골 하단의 골절

★ 두개골 및 안면골 골절로 둘 이상의 부위가 명시된 경우에는 S02.7로 분류한다.

　예 Open fracture of noso-orbito-ethmoid　　　　　　　　　　S02.721

　　미-안와-사골의 개방성 골절

★ 열린상처를 동반한 골절이 같은 신체부위에 있는 경우에는 주진단을 골절로 분류한다.

　예 Fracture of mandible with laceration of forehead　　　　S02.69, S01.1

　　이마의 열상을 동반한 하악골의 골절

★ 골절의 원인이 병인성인 경우에는 병인성 질병을 주진단으로 하고 골절을 추가적으로 분류한다.

　예 Pathological fracture of foream due to osteoporosis　　　M80.9, S52.9

　　골다공증으로 인한 좌측 아래팔의 병인성 골절

★ 출산손상으로 인한 골절은 P코드로 분류한다.

　예 Fracture of spine due to birth injury　　　　　　　　　　P11.5

　　출산 손상으로 인한 척추의 골절

③ Sx3 : 탈구, 염좌 및 긴장 - 찢김(avulsion), 열상(laceration), 염좌(sprain), 긴장(strain), 외상성 혈관절 (haemarthrosis), 외상성 파열(rupture), 외상성 부분탈구(subluxation), 외상성 찢김(tear)

　예 Traumatic rupture of cervical interveteral disc　　　　　S13.0

　　경추간판의 외상성 파열

④ Sx4 : 신경의 손상

　　- 척수의 완전 또는 불완전 병변(complete or incomplete lesion of spinal cord),

　　　척수 및 신경의 연속성의 병변(lesion in continuity of nerves and spinal cord),

　　　외상성 혈척수(traumatic haematomyelia),

외상성 마비(traumatic paralysis),

외상성 하반신마비(traumatic paraplegia),

외상성 사지마비(traumatic qudriplegia)

㉠ Injury of nerve root of thoracic spine   S24.2

흉추의 신경뿌리의 손상

⑤ Sx5 : 혈관의 손상

- 혈관의 찢김(avulsion of blood vessels)

혈관의 찢김(cut of blood vessels)

혈관의 열상(laceration of blood vessels)

혈관의 외상성 동맥류 또는 외상성 누공(traumatic aneurysm or traumatic fistula of blood vessels)

혈관의 외상성 파열(traumatic rupture of blood vessels)

㉠ Injury of inferior vena cava   S35.1

하대정맥의 손상

⑥ Sx6 : 근육, 근막 및 힘줄의 손상

- 근육, 근막 및 힘줄의 찢김(avulsion of muscle, fascia and tendon)

근육, 근막 및 힘줄의 절단(cut of muscle, fascia and tendon)

근육, 근막 및 힘줄의 열상(laceration of muscle, fascia and tendon)

근육, 근막 및 힘줄의 긴장(strain of muscle, fascia and tendon)

외상성 파열(traumatic rupture of muscle, fascia and tendon)

★ 두개골 및 안면골의 골절과 관련되어 두개내 손상이 있을 때는 두개내 손상을 주진단으로 분류한다.

㉠ Fracture of frontal sinus with subdural hematoma   S06.50, S02.120

경막하혈종을 동반한 전두골동의 골절

★ 두개내 손상은 임의적으로 5단위 및 6단위로 분류할 수 있다.

0 : 두개내 열린 상처가 없는

1 : 두개내 열린 상처가 있는

㉠ Traumatic cerebral oedema without open intracraniial wound   S06.10

두개내 열린 상처가 없는 외상성 대뇌 부종

★ 머리의 기타손상과 두개내 출혈이 있는 의무기록에 함께 기록되어 있는 경우에는 두개내 출혈이 더 위중하므로 두개내 출혈을 주된 병태로 분류한다.

　　예 Subarachnoid hemorrhage with open wound of maxillary　　　S06.6, S01.41

　　　상악부위의 열린상처를 동반한 지주막학 출혈

★ 어깨 및 위팔부위, 아래팔부위, 손목 및 손부위, 아래다리부위, 발목 및 발 부위의 근육 및 힘줄 손상에 대하여 임의적으로 5단위 분류를 할 수 있다.

　　0 : 열상

　　1 : 기타 및 상세불명의 손상

　　예 Injury and laceration of Achilies tendom　　　S66.00

　　　아킬레스건의 손상 및 열상

⑦ Sx7 : 으깸손상(Crushing injury)

　　예 Crushing injury of scapular region　　　S47

　　　견갑골 부위의 으깸손상

⑧ Sx8 : 외상성 절단(traumatic amputation)

　　예 Traumatic amputation at level between knee and ankle　　　S88.1

　　　무릎과 발목 부위 사이에 외상성 절단

⑨ Sx9 : 상세불명의 손상

　　예 Injury of foream　　　S59.9

　　　상세불명의 아래팔의 손상

♣ 다발성 손상으로 의부기록에 기록되어 있고 다발성 손상에 대하여 주된병태로 선택할 수 없을 때는 다발성 손상으로 언급된 3단위 분류번호로 분류한다.

★ 동일한 신체부위의 같은 유형의 손상인 경우(S00~S99)의 4단위 세분류 .7로 분류하고 각각의 손상에 대하여 분류한다.

　　예 Rt 2nd fingerFDPcompletelaceration　　　S61.7, S66.1, S64.0

　　　Rt 3, 4, 5th fingerFDP, FDScompletelaceration

　　　Rt 2nd fingerdigitalnervelaceration(unlarside)

　　　우측 2번째 깊은 손가락굽힘근에 완전한 열상

우측 3, 4, 5번째 깊은손가락굽힘근과 얕은손가락굽힘근에 완전한 열상

우측 2번째 손가락에 신경열상

*FDP(flexor digitorum profundus)

*FDS(flexor digitorum superficialls)

★ 동일한 신체부위의 다른유형의 손상인 경우 3단위 분류번호의 4단위세분류 .7로 분류한다 (S09~S99).

　예 Severe hemorrhage from scalp laceration with frontal bone open fracture

　S01.7, S01.0, S02.01

　두피열상으로 인한 심한 출혈, 전두엽의 개방성 골절

★ 두 군데 이상의 신체부위를 포함하는 S00~S99에 분류 가능한 손상도 포함하여 신체부위는 다르지만 손상이 같은 유형인 경우 T00~T05로 분류할 수 있지만 손상외인에 대한 자세한 통계정보를 얻기는 힘드므로 손상에 대하여 각각 분류하는 것이 좋다.

　예 Fracfure of right radius　　　　　　　　　　　　　　　　　T02.4

　우측 노뼈의 골절

　Fracfure of right ulna

　우측 척골의 골절

　Fracfure of right 2nd finger

　두번째 손가락의 골절

♣ 다발성 손상의 3단위분류를 사용할 때 나열된 각각의 손상을 나타내기 위하여 추가분류번호를 분류할 수 있다. 내부손상과 표재성 손상, 두개골 및 안면골의 골절, 두개내 출혈, 같은 신체부위의 열린상처와 동반된 골절의 경우 관련된 손상을 나타내주기 위하여 추가분류번호를 분류할 수 있다.

　예 Open intracranial wound with traumatic cerebral haemorrhage　　.S06.24, S01.9

　열린 두개내 상처와 대뇌출혈

♣ 다발손상을 의미하는 결합코드는 개개의 병태에 대하여 내용이 불충분하거나 단일코드로 기록하는 것이 편리한 경우에만 분류하며 원칙적으로는 각각의 손상에 대하여 별도로 분류한다.

　예 Open wound upper limb, multiple　　　　　　　　　　　　T01.2

　상지의 다발성 열린상처

♣ 손상의 다발성 부위가 명시된 경우의 with와 and 동반을 나타내는 with는 양쪽 부위가 모두 포함
된 것을 나타내고 and는 양쪽 중 한쪽이나 또는 양쪽 모두를 의미한다.

> 예) Open wound of tongue and floor of mouth   S01.53
>
> 혀와 입바닥의 열린상처
>
> Open wound of fingers with damage to nail   S61.1
>
> 손톱의 손상을 동반한 손가락의 열린 상처

♣ 손상, 중독 및 외인의 기타 결과의 후유증

> 잔여병태의 특성이 기록되어 있으면 주된병태를 분류하기 위한 우선적인 분류번호로 분류할 수
> 없다. 잔여병태를 주된번호로 분류할 때 T90~T98을 임의적으로 추가분류를 할 수 있다.

★ 골절로 인하여 후유증이 있는 경우(기형, 불유합, 불량유합 등)에는 후유증에 대한 현재 질병을
주진단으로 분류하고 골절의 후유증을 나타내는 T코드를 추가적으로 분류한다.

> 예) Deformity of spine due to lumbar 3 level compression fracture   M43.9, T91.1
>
> 요추3번 압박골절로 인한 척추기형

♣ 내부기관의 손상 - 내부기관의 폭풍손상(blast injuries of internal organs)

> 내부기관의 타박상(bruise of internal organs)
>
> 내부기관의 뇌진탕 손상(concussion injuries of internal organs)
>
> 내부기관의 으깸(crushing of internal organs)
>
> 내부기관의 열상(laceration of internal organs)
>
> 내부기관의 외상성 혈종(traumatic haematoma of internal organs)
>
> 내부기관의 외상성 천자(traumatic puncture of internal organs)
>
> 내부기관의 외상성 파열(traumatic rupture of internal organs
>
> 내부기관의 찢김(traumatic tear of internal organs)

내부장기의 손상은 5단위에 개방성(1), 폐쇄성(0)으로 분류하며 상처감염이나 이물질이 있는 경
우에는 개방성으로 분류한다.

★ 심장의 손상과 상세불명의 흉곽내 기관의 손상은 임의적으로 5단위 분류를 할 수 있다.

> 0 : 흉강내로의 열린 상처가 없는
>
> 1 : 흉강내로의 열린 상처가 있는
>
> 예) Injury of heart with open wound into thoracic   S26.91
>
> 흉강내로의 열린 상처가 있는 심장의 손상

★ 복강내 기관의 손상과 비뇨 및 기관의 손상은 임의적으로 5단위 분류를 할 수 있다.

0 : 복강내로 열린 상처가 없는

1 : 복강내로 열린 상처가 있는

예) Injury of bill duct without open wound into cavity   S36.10

    복강내로 열린 상처가 없는 담관의 손상

★ 열린 상처(open wound)만 있거나 표재성 손상(Superficial injury)과 내부손상(internal injury)이 동반될 때 내부손상을 주된 병태로 분류한다.

♣ T20~T32 Burns and corrosions   화상 및 부식

화상의 원인은 뜨거운 액체, 물, 햇빛, 불, 전기, 화학물질 등 다양한 열에 의하여 일어난다. 화상은 열의 온도와 종류, 노출 시간에 따라 피부손상정도가 다를 수 있다.

1도 화상은 피부 표피에만 경미한 화상을 의미하며 2도 화상은 표피와 진피층까지 화상이 생겨서 수포가 생기는 상태이다. 3도 화상은 표피, 진피, 지방층까지 피부가 손상되며 심하면 근육층까지 파괴 될 수 있으며 가장 재생과 치유가 느리다.

화학물질에 의한 손상과 화학적 변화를 겸한 손상을 부식이라고 한다. 화학물질에 의한 손상으로는 산, 알칼리 및 금속염류가 있다.

화상과 부식은 상태에 따라서 4단위에 표시된다.

Txx.0-상세불명의 화상, Txx.1-1도 화상, Txx.2-2도 화상, Txx.3-3도 화상

Txx.4-상세불명의 부식, Txx.5-1도 부식, Txx.6-2도 부식, Txx.7-3도 부식

화상과 부식은 신체부위가 같은 경우 가장 높은 정도로 분류하고 신체부위가 다르다면 각각 분류한다.

예) Burn of flank 1nd degree   T21.3

    Burn of breast 3nd degree

    옆구리의 1도 화상

    유방의 3도 화상

    Burn of ankle 3nd degree   T25.3

    Burn of interscapular 2nd degree   T21.2

    발목의 3도 화상

    견갑골 사이에 2도 화상

★ 머리 및 목, 손목 및 손, 둔부 및 하지의 화상 및 부식은 해부학적 부위에 대하여 5단위로 분류하므로 제3권에서 찾은 이후에 반드시 제1권에서 확인하여 분류해야 한다.

　　예 Burn of multiple sites of wrist and hand 3nd degree　　　　　T23.37

　　　손목 및 손의 다발성 부위의 3도 화상

　　　Corrosion of hip and thigh first degree　　　　　　　　　T24.50

　　　둔부와 대퇴부의 1도 부식

♣ T31~T32은 화상의 부위가 상세불명일 때 일차적으로 분류될 수 있으며 화상 및 부식을 입은 부위의 신체표면에 몇 %인가에 따라 분류하였다. 신체표면에 입은 %와 화상부위가 명시된 경우 T20~ T25, T29와 함께 추가적으로 분류할 수 있다.

　　예 Burn of shoulder 2nd degree, 35% of body surface　　　　　T22.2, T31.3

　　　신체표면의 35%의 2도 화상

★ 3도 화상을 입은 경우 3도화상의 신체면적을 분율로 표시하기 위하여 T31의 5단위에 분류할 수 있도록 하였으므로 제1권을 참조한다.

　　예 Burn of 55% multiple sites of head, face, and neck third degree, 58% of body surface

　　　T20.37, T31.55

　　　머리, 얼굴, 목의 다발성 부위의 55%와 신체표면의 58%의 3도 화상

♣ T36~T50 Poisoning by drugs, medications and biological substances

　약물 약제 및 생물학적 물질에 의한 중독

　T51~T65 Toxic effects of substances chiefly nomedicinal as to source

　비의약용물질의 독성 효과

　중독이란 생체가 약물 독성 또는 음식물에 의하여 기능 장애를 일으키는 것으로 약물중독(intoxication)과 알코올, 마약 같은 약물 남용으로 인한 정신적 중독이 문제되는 중독(addiction, 의존증)이 있다.

　중독의 원인으로는 의약품, 농약, 가정용 약품, 공업용 약품, 수면제, 진통제, 항응고제, 일산화탄소, 이산화황 및 산과 알칼리등 부식성 물질이 있다.

　약물중독은 대체적으로 약물의 과다 복용, 오용으로 사고가 흔하지만 자살시도 목적인 경우가 많다.

　약물중독을 분류하기 위하여 제3권 "약물 및 화학물질표"에서 분류한다.

　약물 및 화학물질표로 가면 다음과 같은 내용을 볼 수 있다.

물질(substance)	중독(Posoning)				치료상
	제19장	사고	의도적 자 해	의 도 불명확	부작용
가구광택제(Furniture polish)	T65.8	X49._	X69._	Y19._	
가니아(Gania) T40.7	X42._	X62._	Y12._	Y49.6	
가당 철산화물(Saccharted iron oxide)	T45.8	X44._	X64._	Y14._	Y44.0
가도펜테틱산(Gadopentetic acid)	T50.8	X44._	X64._	Y14._	Y57.5
가래약(Experctotnat) NEC	T48.4	X44._	X64._	Y14._	Y55.4
가려움증약(항가려움제)(antipruritic)	T49.1	X44.-	X64._	Y14._	Y56.1

위의 표에 대한 설명은 다음과 같다.

물질 : 약물명이나 중독을 일으킨 원인이 되는 물질명을 의미한다.

제19장 : 중독 번호

사고 : 중독물질을 섭취한 원인이 사고일 경우

의도적 자해 : 자살을 목적으로 중독한 경우

의도불명확 : 중독을 하게 된 원인을 모르는 경우

치료상 부작용 : 의사에게 진료를 받고 처방에 의하여 사용하였지만 발생한 경우를 의미한다.

물질(substance)	중독(Posoning)				치료상
	제19장	사고	의도적 자 해	의 도 불명확	부작용
① 중독물질을 가나다 순에서 찾은 다음					
② 중독한 원인에 따라 코드를 분류한다					

예 Drug intoxication overdose ataractic   T43.5, X41.9

신경안정제 과용으로 약물중독

Ataractic overdose suicidal attempt at domitory   T43.5, X61.1

기숙사에서 자살목적으로 신경안정제 과용

★ 중독물질에 의하여 어떤 증상이 발생한 경우 증상에 대하여 추가적으로 분류한다.

　예 Dizziness due to overdose ataractic　　　　　　　　　T43.5, X41.9, R42

　　신경안정제 과용으로 인한 현기증

★ 부작용이란 질병의 예방, 진단, 치료 또는 생리기능의 조정을 위하여 의약품을 인체에 상용량으로 투여했을 때 발생하는 유해하고 의도하지 아니하는 반응을 말한다. 일반적으로 부작용은 약물로 인한 오심에서 사망에 이르게까지 약물로 인해 발생한 모든 문제를 의미하며 과잉의 치료 효과, 바라지 않은 약리효과(예 설사, 변비), 약물 상호작용 등이 포함된다.

부작용의 발생기전에 따라 다음과 같이 분류할 수 있다.

- Allergic reactions(알레르기 반응)

- Pseudoallergic reactions(알레르기 유사증상)

- Idiosyncratic reactions(특이반응)

- Intolerance Secondary effects(불내성 이차 효과) : 상용량의 약물을 사용했음에도 불구하고 과량복용과 같은 주작용을 하는 경우임

- Drug-drug interaction(약물상호작용)

- Phobic drug reaction(약물공포반응)

약물 부작용이 발생한 경우 Y40~Y59에서 분류하도록 되어 있으며 제3권 "약물 및 화학물질표"에서 치료상 부작용에 대한 코드와 현재질병에 대하여 코드를 부여한다.

　예 Dermatitis due to properly applied para-aminobenzoic acid　　L25.1, Y56.3

　　처방에 의하여 바른 파라-아미노벤조산으로 인한 피부염

★ 치료에 의한 부작용

　예 Liver transplantation due to hepatoma　　　　　　　　C22.0, Y60.0

　　Haemorrhage during surgical operation

　　간암으로 간이식

　　수술 중 출혈

♣ T66~T78 Other and unspecified effects to external causes

　외인의 기타 및 상세불명의 영향

　T66~T78은 열, 방사선,저체종증, 기압 및 수압의 영향, 저하된 온도의 영향 등의 외인에 대한 상태에 대하여 분류한다.

★ 방사선 치료 후의 부작용으로 발생한 질병에 대하여 명시되어 있다면 질병에 대하여 분류를 하며 방사선 치료로 인하여 발생한 부작용이 불명확한 경우에는 T66으로 분류한다.

  예) Dermatitis in radiotheraphy   L59.9

      방사선 치료 후의 피부염

      Complication of radiation   T66

      방사선의 합병증

★ 상세불명의 부작용 T78

원인이 알려지지 않거나 확정되지 않았으며 다른 부분에서 분류되지 않은 영향을 명시하기 위하여 일차적으로 분류할 수 있다. 음식물의 유해작용으로 발생한 세균성 식중독, 피부염 등은 원래의 각장으로 분류된다.

  예) Anaphylactic shock resulting eat peanut   T78.0

      땅콩을 먹어서 생긴 아나필락시 속

♣ 외과적 및 내과적 치료의 합병증이나 처치중 또는 처치후의 합병증은 T80~T88로 분류하고 외상의 합병증은 T79로 분류한다.

  예) Traumatic secondary haemorrhage   T79.2

      외상으로 인한 이차적 출혈

♣ 수술이나 기타 처치와 관련된 합병증은 T80~T88에서 분류한다.

수술상처의 감염, 기계적 합병증, 쇼크를 분류하고 기관 제거의 결과로 나타나는 병태를 분류한다. 처치 당시의 재난의 언급이 없으나 환자에게 이상반응이나 후에 합병증을 일으키게 한 외과적 및 내과적 처치(Y83~Y84)를 추가적으로 분류할 수 있다.

  예) Surgical wound abscess   T81.4 Y62.0

      수술 상처 부위 농양

      Excessive haemorrhage after tooth extraction   T81.0

      치아발치후 과다출혈

      Mechanical complication of interauterine contracepptive device   T83.3

★ 수술 후 합병증을 찾는 방법

  제3권 합병증

     ⟶ 내과적 처치 또는 외과적 처치

          ⟶ 발생된 합병증 상태에 대하여 분류한다.

★ 수술 후 감염에 대한 감염원이 의무기록에 명시되어 있는 경우에는 B95~B98에서 분류할 수 있다.

★ 처치 또는 수술로 인하여 발생할 수 있는 질병들은 처치와 관련되어서만 발생하는 것이 아니므로 각 장으로 분류한다.

  ㉐ Hypothyroidism since thyroidectomy year ago   E89.0
    1년 전에 갑상선 절제로 인한 갑상선 기능저하증
    Postoperative psychosis after plastic surgery   F09, Y83.8
    성형수술 후에 나타나는 수술후 정신병

★ 인체에 삽입한 기구 및 기관의 합병증에 대하여 T82~T87까지 분류한다.
  심장 및 혈관 인공삽입장지, 비뇨생식기 인공삽입방치, 내부정형외과적 인공삽입장치, 기타 내부 인공삽입장치에 대한 삽입물 및 이식편의 합병증에 대하여 분류한다.

  ㉐ Infection reaction due to cardiac valve prosthesis   T82.6, Y83.1
    심장판막 인공삽입물에 의한 감염반응
    Displacement of intrauterine contraceptive device   T83.3
    자궁내 피임장치의 전위

♣ 수술 후의 합병증으로 내원한 경우에는 T80~T88에서 분류하며 수술 후 정례적으로 치료를 위하여 내원한 경우에는 Z코드를 부여한다.

  ㉐ Infection of internal fixation device   T84.6
    내부고정장치의 감염
    Follow-up examination after sugery for melignant neoplasm   Z08.0
    악성 신생물의 수술 후 추적검사

⟶ 연/습/문/제

01 fracture comminuted distal tibia-fibular
바깥쪽 정강뼈(경골) 종아리(비골)의 분쇄골절

02 Fracture of femur, neck.Rt
우측 경부의 대퇴골 골절

03 Fracture of femur intertrochanter Lt
Fracture of mandible & multiple rib(9,10,11th rib)
왼쪽 넙다리뼈, 아래턱 및 다발성 갈비뼈의 골절

04 Subluxation talus ankle Lt
왼쪽 목말뼈 부분탈구

05 Laceration,cheek
Spleen rupture
볼의 열상
비장 파열

06 Fractures bimalleolar Rt.-
오른쪽 양복사 골절

07 cbr.concussio
뇌진탕

08 Compound Fracture
(X-ray finding : fracture Lt(femur, rib, ankle and mandible)
복합골절

09 Lt.heel burn during OP.
발뒤꿈치 2도 화상

10 Cystitis after radiotheraphy
방사선 치료후 방광염

11 Hypothemia associated with low environment temperature
낮은 기온과 관련된 저체온증

12 Traumatic shock
외상성 쇽

13 Infections following transfusion
수혈에 따른 감염

14 Kidney transplant failure
신장이식 실패

15 Sequelae of superificial injuries of head
머리의 표재성 손상의 후유증

XX 질병 이환 및 사망의 외인

V01~X59	Accidents	사고
V01~V99	Transport accidents	운수사고
V01~V09	Pedestrian injured in transport accident	운수사고에서 다친 보행자
V10~V19	Pedal cyclist injuries in transport accident	운수사고에서 다친 자전거 탑승자
V20~V29	Motorcycle rider injuried in transport accident	운수사고에서 다친 모터사이클 탑승자
V30~V39	Occupant of three-wheeled motor vehicle injuried in transport accident	운수사고에서 다친 삼륜자동차 탑승자
V40~V49	Car occupant injuried in transport accident	운수사고에서 다친 자동차 탑승자
V50~V59	Occupant of pick up tuck or van injuried in transport accident	운수사고에서 다친 픽업트럭 또는 벤 탑승자
V60~V69	Occupant of heavy transport vehicle injuried in tranport accident	운수사고에서 다친 대형화물차 탑승자
V70~V79	Bus occupant injuried in transport accident	운수사고에서 다친 버스 탑승자
V80~V89	Other land transport accidents	기타 육상 운수사고
V90~V94	Water transport accidents	수상 운수사고
V95~V97	Air and space transport accidents	항공 및 우주 운수사고
V98~V99	Other and unspecified transport accidents	기타 및 상세불명의 운수사고
W00~X59	Other external causesof accidental injuries	불의의 손상의 기타 외인
W00~W19	Falls	낙상
W20~W49	Exposure to inanimate mechanical forces	무생물성 기계적 힘에 노출
W50~W64	Exposure to animate mechanical forces	생물성 기계적 힘에 노출
W65~W74	Accidenta drowing and submersion	불의의 익사 및 익수
W75~W84	Other accidental threats to breathing	기타 불의의 위협
W85~W99	Exposure to electric current, radiation and extreme ambient air temperature and pressure	전류, 방사선 및 극단적 기온 및 압력에 노출
X00~X19	Exposure to smoke, fire and flames	연기, 불 및 불꽃에 노출
X10~X19	Contact with heat and hot substances	열 및 가열된 물질과의 접촉

X20~X29	Contact with venomous animals and plants	독액성 물질 및 식물과의 접촉
X30~X39	Exposure to forces of nature	자연의 힘에 노출
X40~X49	Accidental poisoning by and expsure to noxious substances	유독성 물질에 의한 불의의 중독 및 노출
X50~X57	Overexertion travel and privation	피로, 여행 및 결핍
X58~X59	Accidental exposure to other and unspecified factors	기타 및 상세불명의 요인에 불의의 노출
X60~X84	Intentional sell-harm	고의적 자해
X85~Y09	Assult	가해
Y10~Y34	Event of undetermined intent	의도미확인 사건
Y35~Y36	Legal intervention and operations of war	법적 개입 및 전쟁행위
Y40~Y84	Complication of medical and surgical care	내과적 외과적 처치의 합병증
Y40~Y59	Drugs, medications and biological substances causing adverse effects in therapeutic use	치료시 유해작용을 일으키는 약물, 약재 및 생물학적 물질
Y60~Y69	Misadventures patients during surgical and medical care	외과적 및 내과적 치료 중 환자의 재난
Y70~Y82	Medical devices associated with adverse incidents in diagnostic and therapeutic use	진단 및 치료용에 사용되는 의료장치에 의한 유해작용
Y83~Y84	Surgical and other medical procedures as the cause of abnormal reaction of the patient, or of later complication, without mention of misadventure a the time of the procedure	처치 당시에는 재난의 언급이 없었으나 환자에게 이상 반응이나 후에 합병증을 일으키게 한 외과적 및 내과적 치료
Y85~Y89	Sequelae of external causes of morbidity and mortality	질병 이환과 사망의 외인의 후유증
Y90~Y98	Supplementary factors related to causes of morbidity and mortality classified elsewhere	달리 분류된 질병이환 및 사망원인과 관련된 보조요인

♣ V01~ Y98은 추가적으로 분류하는 보조분류로 손상 중독 및 기타 유해작용의 원인이 되는 주위의 환경적 사건 및 상황이 분류된다. 보조분류가 적용될 수 있는 곳은 S00~T98에서 분류될 수 있다.

♣ 사인은 S00~T98과 V01~Y98에서 분류되며 만약 한 분류번호만 사용되어야 한다면 V01~Y98의 분류번호가 우선적으로 분류된다. 외인으로 인한 질병은 A00~R99에서 분류된다.

♣ 질병 이환 및 사망 외인의 후유증 항목은 Y85~Y89로 분류한다.
후유증은

B90~B94	감염성 및 기생충 질환의 후유증
E64._	영양실조 및 기타 영양결핍의 후유증
E68	과다영양의 후유증
G09	중추신경계통의 염증성 질환의 후유증
I69	뇌혈관질환의 후유증
O97	직접 산과적 원인의 후유증에 의한 사망
Y85~Y89	질병이환과 사망의 외인의 후유증

으로 분류되었다.

♣ W00~Y34 분류를 할때는 외인이 발생한 장소를 분류하기 위하여 4단위에 반드시 분류하므로 제1권을 참조한다.
.0 주거지
.1 집단거주시설
.2 학교, 기타시설 및 공공행정구역
.3 운동 및 경기장
.4 도로 및 고속도로
.5 상업 및 서비스 구역
.6 산업 및 선설지역
.7 농장
.8 기타명시된 장소
.9 상세불명 장소

♣ V01~Y34는 사건이 일어난 시간에 다친 사람의 활동을 나타내기 위하여 활동분류번호를 선택적
으로 분류할 수 있다. W00~Y34에서 분류하는 사건발생장소를 대신하여 분류할 수는 없다.

.0 운동경기에 참여하는 동안

.1 여가활동 참여중

.2 소독을 위한 작업 중

.3 기타 형태의 작업에 종사하는 중

.4 휴식, 수면, 취식 또는 기타 생명활동 중

.8 기타 명시된 활동에 종사하는 중

.9 상세불명의 활동 중

♣ 손상외인을 분류하기 위하여 자주 사용되는 색인들

Assault	가해	Accident	사고
Bite	물림	Burn	화상
Contact	접촉	Complication	합병증
Exposure	노출	Failure	실수, 실패
Foreign body	이물	Fall	추락
Legal	법적	Misadventure	재난
Radiation	방사선	Sequelae	후유증
Suicide	자살	Slipping	미끄러짐

1. V01~X59 Accidents 사고

1) V01~V99 Transport accidents 운수사고

♣ V01~V89 운수사고는 육상운수사고와 관련된 것으로 피해자의 상대방이나 사건의 형태를 분류하
였다. V01~V99는 사람이나 화물을 한 장소에서 다른 장소로 운반하는 모든 사고를 의미한다.

★ **교통사고(Traffic accident)** : 주요간선도로에서 발생한 모든 차량사고를 의미한다.

★ **비교통사고(Nontraffic accident)** : 주요간선도로 이외의 모든 장소에서 발생한 모든 차량사고를 의
미한다.

★ **보행자(Pedestrain)** : 사고당시 자동차, 열차, 전차, 자전거, 모든 차양의 탑승자가 아닌 사람으로 사고에 관련된 사람을 의미한다.

★ **승용차** : 주로 10명까지 사람을 운반하도록 설계된 4륜자동차를 의미한다.

★ **픽업트럭 및 밴** : 화물을 운반하는 4륜 또는 6륜차량을 의미한다.

> 예) Fracture of pelvis and parietal bone　　　　　S32.89, S02.00, S13.12, V29.6
> Dislocation of Cervical 3.4th
> I'm on the road in front of City Hall at 8:00 in the morning to ride a
> Collision with a van went to the flower delivery
> 골반과 전두골 골절
> 경추 3~4번 탈구
> 아침 8시 시청앞 도로에서 모터사이클을 타고 꽃배달을 하러 가다가 승합차와 충돌함

2) W00~X59 Other external causesof accidental injuries　불의의 손상의 기타 외인

♣ W00~X59에서는 낙상, 무생물성 기계적 힘에 노출, 생물성 기계적 힘에 노출, 호흡과 관련된 불의의 위협, 극단적 기온 및 기압에의 노출, 독액성 동물 및 식물과의 접촉, 자연의 힘에 노출, 유독성 물질에 의한 불의의 중독 및 노출, 상세불명의 요인에 불의의 노출에 대하여 분류한다.

> 예) Burn of wrist 3nd degree due to hot heating appliances at home　　　T23.36, X16.0
> 뜨거운 난방기구로 인한 손목의 3도 화상

♣ 외인이 발생한 장소에 대하여 4단위 분류를 해야 한다.

> 예) Fracture of femur neck Rt　　　　　　　　　　　　　　S72.00, W06.0
> Fall down from 30cm bed in the bedroom
> 우측대퇴골목 골절
> 집의 30cm 침대에서 떨어짐

3) X60~X84 Intentional sell-harm　고의적 자해

의도적으로 약물, 비약물, 목맴 권총발사, 폭발물, 뛰어내림, 자동차 충돌에 의하여 자해를 시도하는 경우에 분류한다.

> 예) Intentional self-harm by crashing of motor vehicle at highway　　　V82.4
> 고속도로에서 자동차 충돌에 의한 의도적 자해

4) X85~Y09 Assult　가해

　　타인이 살해 또는 상해 목적으로 가한 손상을 의미하며 법적 개입에 의한 손상이나 전쟁행위에
　　의한 손상은 Y35~Y36코드로 분류한다.

　　　예 Injury small intestine　　　　　　　　　　　　　　　　　　S36.40, X99.5

　　　　Abdominal a stab wound at warehouse

　　　　창고에서 복부에 찔린 상처로 소장 손상

5) Y35~Y36 Legal intervention and operations of war　법적 개입 및 전쟁행위

　　법 위반자를 체포하거나 또는 체포하려고 시도하거나 제압, 질서유지를 위하여 기타 법적 행동의
　　과정에서 근무중인 군인을 포함한 경찰, 법 집행인에 의해 가해진 손상을 분류한다.

6) Y40~Y84 Complication of medical and surgical care　내과적 외과적 처치의 합병증

♣ 외과적 처치당시에는 문제가 없었지만 처치 이후에 환자에게 합병증이 발생한 경우에는 Y83._
　으로 분류한다.

♣ 내과적 처치당시에는 문제가 없었지만 처치 이후에 환자에게 합병증이 발생한 경우에는 Y84._
　으로 분류한다.

7) Y60~Y69 Misadventures patients during surgical and medical care

　　외과적 및 내과적 치료 중 환자의 재난

♣ 외과적 및 내과적 치료중 치료진들의 의도와는 관련없이 생긴 절단, 천자, 천공 또는 출혈 및 무
　균예방실패, 투여용량 착오, 오염된 의료제제, 치료중의 재난에 대하여 분류한다.

8) Y85~Y89 Sequelae of external causes of morbidity and mortality

　　질병 이환과 사망의 외인의 후유증

　　만성중독 및 유해한 노출로 인한 사망, 장애, 불구의 원인에 분류하지 않는다.

　　현재의 중독 및 노출로 인한 것을 분류하며 후유증에 의한 사망, 장애 또는 불구의 원인이 된 상
　　황을 나타낸다.

　　후유증이란 최초의 외인이 발생한 이후 1년 이상 경과된 것을 의미한다.

⊹ 연/습/문/제

01 Drug ingesstion Lye(acid)
양잿물 섭취

02 Fracture comminuted distal tibia-fibula Rt
Fall down on the stairs
먼쪽 정강뼈와 비골의 분쇄골절
계단에서 넘어짐

03 Cerebral concusion
Falling back at home
대뇌의 뇌진탕
집에서 뒤로 넘어짐

04 Fracture neck of femur Lt
Loss consciousness vertigo in the kitchen
왼쪽 대퇴골 경부(목)에 골절
주방에서 현기증으로 의식을 잃고 넘어짐

05 Deep laceration Rt 2nd, 3rd, 4th, 5th finger with a knife
칼에 의하여 2, 3, 4, 5번째 손가락의 깊은 열상

06 Bus occupant injuried in collision with pedal cycle
자전거와 충돌로 다친 버스 탑승자

07 Person injuried while boarding or railway vehicle
철도차량 승하차시 다친 사람

08 Fall with mention of ice-skis
스키에서의 낙상

09 Aspiration of vomitus
구토물에 의한 흡인

10 Compression of trachea by food in oesophagus
식도의 음식물에 의한 기관지 압박

11 Jump from burning building
불타는 건물에서 떨어짐

12 Venomous bite
독액성 물림

13 Asphyxiation by gas due to legal intervention
법적개입으로 인한 가스 질식

14 Mismatched blood used in transfusion
맞지 않는 혈액의 수혈

15 Fall due to collision of pedstrian with another pedstrian
보행자와 보행자의 충돌로 인한 낙상

XXI 보건서비스에 영향을 주는 요인

Z00~Z13	Persons encountering health services for examination and investigation	검사 및 조사를 위해 보건서비스와 접하고 있는 사람
Z20~Z29	Persons with potential health hazards related to communicable diseases	전염성 질환과 관련되어 잠재적인 건강위험이 있는 사람
Z30~Z39	Persons encountering health services in circumstances related to reproduction	생식과 관련된 상황에서 보건서비스와 접하고 있는 사람
Z40~Z54	Persons encountering health services for specific procedures and health care	특수 처치 및 건강보호를 위하여 보건서비스와 접하고 있는 사람
Z55~Z65	Persons with potential health hazards related to socioeconomic and psychosocial circumstances	사회경제적 및 정신사회적 상황에 관련된 잠재적 건강위험이 있는 사람
X70~Z76	Persons encountering health services in other circumstances	기타 상황에서 보건서비스와 접하고 있는 사람
Z80~Z99	Persons with potential health hazards related to family and personal history and certain conditions influencing health status	가족 및 개인 기왕력과 건강상태에 영향을 주는 특정 병태에 관련된 잠재적 건강 위험을 가진 사람

♣ Z00~ Z99는 일차적 사망 분류번호로 사용될 수 있다.

♣ Z 코드는 현재 질병은 없어도 보건서비스를 받게 되는 상황이나 이유 등을 설명하기 위하여 분류한다.

♣ A00~Y89에 분류되는 질환 및 어떤 특별한 목적으로 보건서비스를 접하고 있는 상황에 대하여 분류한다. 예를 들면 장기나 조직 기증, 예방접종, 정기적인 건강검진, 악성 신생물의 치료후 추적검사, 신생물 선별검사, 전염성 질환의 보균자, 피임관리, 고위험 임신관리, 출산전 선별검사, 분만결과, 건강관련 환자와의 상담, 가족력 및 개인력, 장치의 삽입상태 및 존재 등에 대하여 단독번호로 분류할 수 있다.

예 Examination for driving licence   Z02.4

운전 면허를 위한 검사

Carrier of infectious diseases   Z22.8

감염성 질환의 보균자

Diatary counselling for diabetes mellitus   Z27.1

당뇨식이를 위한 식사상담

♣ Z 코드는 어떤 상황이나 문제점이 현재 질병이나 손상에 영향을 주지 않는 경우에도 분류할 수 있다.

예 Insomnia by discord with boss   G47.0, Z56.4

상사와의 불화로 인한 불면증

① Z00~Z13 Persons encountering health services for examination and Investigation

검사 및 조사를 위해 보건서비스와 접하고 있는 사람

♣ 건강검진은 특정한 질병의 유무를 알아내어 조기진단과 조기치료를 하기 위하여 실시한다. 건강검진을 위하여 또는 행정적인 목적으로 외래로 하여 실시하는 경우에도 Z코드로 분류한다. 검사결과 확진된 진단명이 없이 검사소견이 있는 경우에는 R코드로 분류하고 진단명이 확진된 경우에는 해당되는 진단명의 각 장으로 분류한다.

예 General medical examination   Z00.0

일반적인 의학검사

Dental examination   Z01.2

치아검사

Examination for participation in sport   Z02.5

운동 경기 참가를 위한 검사

♣ 암의 조기발견 또는 암을 치료한 이후 Follow-up을 하거나 질병이 의심되어 병원에 내원하였지만 정상인 결과로 관찰을 해야하는 경우 및 어떤 질병에 대하여 선별검사를 하는 경우에도 Z코드로 분류한다.

예 Observation for myocardial infarction   Z03.4

심근경색증을 위한 관찰

Follow up examination for previously treated   Z08.1, Z85.0

Carcinoma of colon by radiotherapy No recurrence of cancer

결장의 암종 방사선 치료후 추적검사 결과 재발없음

Special screening examination for cardiovascula Z13.6

심혈관의 특수선별검사

♣ 특정 질병이 의심되어 검사를 시행한 결과 더 이상의 의학적 진료 및 치료를 필요하지 않는 경우에는 Z03._으로 분류한다.

② Z20~Z29 Persons with potential health hazards related to communicable Diseases

전염성 질환과 관련되어 잠재적인 건강위험이 있는 사람

♣ 병원체를 체내에 보유하면서 자각적으로 증세가 나타내지 않은 사람(보균자) 및 전염성 질환에 접촉한 사람 또는 예방접종이 필요한 자와 예방접종이 수행되지 못한 경우에 분류한다.

 예 Carrier of viral hepatitis Z22.5

  바이러스 간염 보균자

  Need for immunization against tuberculosis(BCG) Z23.2

  결핵에 대한 예방접종의 필요

  Immunization not carried out because of chemotherapy status Z28.0

  항암치료 상태 때문에 예방접종이 수행되지 못함

③ Z30~Z39 Persons encountering health services in circumstances related to Reproduction.

생식과 관련된 상황에서 보건서비스와 접하고 있는 사람

♣ 임신 여부를 확인하기 위한 임신검사, 출산전 선별검사, 임신관리, 피임관리, 분만결과에 대하여 분류한다.

 예 Pregnant examination Z32

  임신검사

  In vitro fertilization Z31.2

  시험관 수정

  Antenatal screening for malformations using ultrasound Z36.3

  초음파를 이용하여 기형을 파악하기 위한 출산전 선별검사

  Insert of intrauterine contraceptive device Z30.1

  자궁내 피임장치의 삽입

♣ 고위험 임신관리는 임신 또는 기존의 질병 때문에 태아가 위험에 빠지게 되는 임산부를 관리하는 것을 의미한다. 만혼 및 임신지연으로 인한 고령임신이 주요 원인으로 불임의 기왕력, 유산 및 포상기태, 태아사망의 기왕력을 가진 임산부를 Z35._로 분류한다.

예 Supervision of high risk pregnancy   Z35.9

    고위험 임신의 관리

♣ 분만의 결과 몇 명을 출산하였고 생존아 및 사산아에 따라 Z37._는 엄마의 차트에 기록하며 출생 장소에 대한 분류코드인 Z38._은 신생아 차트에 기록한다.

예 Intrauterine pregnancy at 37 weeks   Z37.0

    C/S delivery of a living male

    임신 37주

    제왕절개 분만으로 남아 출산

④ Z40~Z54 Persons encountering health services for specific procedures and health care

    특수 처치 및 건강보호를 위하여 보건서비스와 접하고 있는 사람

♣ Z40~Z54에서는 처치를 받으려 했으나 금기증 때문에 취소된 상황, 조직이나 기관의 기증자, 투석 및 재활처치, 정형외과 및 외과적 Follow up, 이식장치 관리, 인공개구술 처치에 대하여 분류한다.

♣ Z41._은 선택적 및 정례적인 성형수술을 하는 경우에 분류하며 Z42._는 머리에서 하지까지 손상 및 흉터가 있는 부위를 성형 및 복원하는 경우에 부여한다.

예 Admitted for augmentation rhinoplasty   Z41.1

    코높임술을 위한 입원

    Mammoplasty after redical mastectomy   Z42.1

    근치적 유방절제술 후 유방성형술

♣ Z43._은 인공적으로 개구부를 처치한 경우에 부여를 하며 폐쇄(Closure), 재형성(reforming), 카테터제거(Removal of catheter), 세척(Toilet or cleansing)의 처치를 한 경우에도 분류할 수 있다.

(Toilet : 외상부 및 주변의 피부, 또는 산욕 환자를 깨끗이 하는 것)

예 Tracheostomy due to severe dyspnea   R06.00, Z43.0

    중증의 호흡곤란으로 기관절개술

♣ Z44~ Z48은 인공삽입장치 및 이식장치의 부착 및 관리, 정형외과적으로 Pin, Plate, Screw 등을 제거, 외과 수술 후 봉합부위의 처치에 대하여 분류한다.

예 Removal of external fixation device   Z47.8

    외부 고정장치의 제거

Management of ccardiac pacemaker	Z45.0
심박조율기의 관리	
Change of dressing	Z48.0
드레싱 교체	

♣ Z52._는 정상 장기를 다른 환자의 소생을 위하여 기증하는 사람의 기관 및 장기의 기증자에 대하여 분류한다.

예) Chronic kidney disease, stage 3	N18.3, Z94.0, Z52.4
Kidney transplant status	
My sister has kidney dornors	
만성 신장질환 3기	
신장이식 상태	
신장기증자는 나의 언니였음	

♣ Z53._은 금기증 때문에 처치 및 수술이 취소된 경우에 대하여 분류한다.

예를 들어 수술 전날 열이 많이 오른 경우 또는 간수치가 높은 경우 등 어떠한 처치를 수행하려 했지만 환자의 개인적 사정이나 환자의 상황에 따라 취소된 경우에 분류한다.

예) Cancle operation because of hyperthemia	Z53.0
악성고열로 인하여 수술이 취소됨	

⑤ Z80~Z99 Persons with potential health hazards related to family and personal history and certain conditions influencing health status

가족 및 개인 기왕력과 건강상태에 영향을 주는 특정 병태에 관련된 잠재적 건강 위험을 가진 사람

♣ 가족력은 Z80~ Z84으로 분류하고 개인력은 Z85~ Z88, Z91~92으로 분류된다.

예) FHx : Wife:Osteoporosis로 BMD 시행(1달전)	Z82.6
아내 : 1달전 골다공증으로 골밀도 검사시행	
PHx : Rt ectopic pregnancy ➜ Right salpingectomy	Z87.4
Previous op.Hx. 20년전 Appendectomy	Z87.1
우측 자궁외임신을 우측 난관절제술시행	
20년전 충수절제술을 시행한 수술과거력을 가지고 있음	

♣ Z93~ Z98은 인공삽입장치 및 이식장치, 이식한 기관 및 조직, 수술 후 상태 등에 대하여 분류한다.

예) Transplant of Liver status   Z94.4

간이식 상태

Presence of cardiac pacemaker   Z95.0

심박조율기의 존재

Presence of intrauterine contraceptive device   Z97.5

자궁내 피임장치의 존재

⋯⋙ 연/습/문/제

01 Eiderly primigravida
초고령임산부(35세 이상)

02 Hepatitis C carrier
C형 간염 보균자

03 Examination of blood pressure
혈압검사

04 부인 lymphoma로 1년전 사망

05 외할머니의 DM,HTN

06 Skin tests for hypersensitivity
과민성 피부반응검사

07 Alcohol rehabilitation procedure
알콜재활처치

08 Acquired absence of breast
유방의 후천적 결여

09 Human immunodeficiency disease complicating pregnancy
합병성 임신의 인체면역결핍바이러스

10 Family planning advice
가족계획 권고

11 Screening for hemoglobinopathy
헤모글로빈병증의 선별검사

12 Removal of plaster cast
석고붕대의 제거

13 Training in activities of daily living
일상생활에서의 활동성 훈련

14 General counselling and advice on procreation
출산에 대한 일반적인 상담 및 권고

15 Health problems within family
가족내 보건문제

질병분류

부록

연습문제 해답
참고문헌

⋯⫶ 연/습/문/제/해/답

제3과 수술 검사 및 기타 처치분류

1) 89.15	2) 13.59	3) 28.3	4) 51.23	5) 60.29
6) 86.84	7) 79.06	8) 79.35	9) 81.02	10) 92.29
11) 87.73	12) 99.25	13) 67.32	14) 88.74	15) 68.4

제4과 I. 감염성 및 기생충질환(A00~B99)

1) A48.0
2) B33.0
3) B37.0
4) B25.1 † K77.0*
5) B21.1
6) B20.4, B20.5, B22.7
7) A50.9
8) B90.9
9) A15.01
10) O98.0

제4과 II. 신생물

1) C92.08
2) C20, M8010/3
3) C79.10, M8560/6
4) C18.2, M8140/3
5) C34.30, M8031/3 C78.1, M8031/6
6) C34.99, M8000/3
7) C56.0, M8460/3
8) C20, C78.7, M8000/3
9) D06.9
10) C53.9, M8070/3
11) C68.0, M8120/3
12) C16.5, M8000/3
13) C18.5, M8070/3, M78.09
14) C77.1, C77.2, M8032/3
15) C81.96
16) C77.2, M8010/3
17) C22.0, M8170/3
18) C07, M8430/3, C78.8
19) C76.3, M8140/3
20) C78.09, M8041/3

제4과 III. 혈액 및 조혈기관질환

1) D69.38	2) D61.9	3) D72.8	4) D50.0
5) O99.0	6) D59.9	7) D67	8) D62
9) D65	10) D64.4	11) D72.8	12) D75.1
13) D82.0	14) D80.2	15) D73.5	

제4과 IV. 내분비 질환

1) E10.7, E10.63, E10.33 † H36.0*, E10.22 † N08.3*
2) E21
3) NEC O99.2 E03.9
4) A18.7 † E35.1*
5) E22.2
6) E14.7, E14.40 † G59.0*, E14.71
7) E28.2
8) E26.0
9) NEC O99.2, E86.0
10) NEC E14.60 † M14.2*
11) E24.2
12) E16.2
13) O99.2, E06.1
14) E14.9

제4과 V. 정신 및 행동장애

1) G30.0 † F00.0*   2) G20 † F02.3*   3) F07.9
4) T42.7   5) T49.9   6) F22.0
7) F25.9   8) F33.3   9) F34.0, F40.1, F41.0
10) J45.9, F45.9   11) F70.6   12) F90.9
13) F60.4   14) F32.9   15) F41.0

제4과 VI. 신경계통 질환

1) G91.0   2) G91.9   3) G44.2
4) G61.0   5) G70.0   6) A39.0 † G01*
7) A01.0 † G01*   8) G20 † F02.3*   9) G80.9
10) G30.1 † F00.1*   11) G40.30   12) G83.2
13) G93.7   14) G96.0   15) G90.0

제4과 VII. 눈 질환

1) H53.2   2) H50.39   3) H50.20   4) H50.48
5) H25.89   6) H02.4   7) H00.00   8) H04.54
9) H10.1   10) H16.09   11) H41.42   12) H25.02
13) E14.32 † H28.0 14) H35.1   15) H35.6   16) H50.48

제4과 VIII. 귀질환

1) H81.1   2) H61.09   3) H71   4) H73.1
5) H90.2   6) H93.3   7) H65.21   8) H80.2
9) H66.012   10) H60.52   11) H68.00   12) H92.2
13) H91.1   14) H74.0   15) H80.2

제4과 IX. 순환기계통의 질환

1) I50.0   2) I10   3) I49.1   4) I50.6
5) I12.0   6) I28.8   7) I69.319   8) I71.9
9) I28.19   10) I07.1   11) I20.0   12) I11.9
13) I12.0   14) O10.9   15) I42.1, O99.4 16) I40.2, B95.5

제4과 X. 호흡기계통의 질환

1) J03.90   2) J86.9   3) J96.0   4) J44.9
5) J90   6) J18.9   7) J98.10   8) J44.9
9) J95.8   10) J35.0   11) J34.2   12) J34.3
13) J35.0   14) J15.9   15) J43.2

제4과 XI. 소화기계통의 질환

1) K40.90   2) K35.8   3) K80   4) K65.8

5) K80.00   6) K29.5   7) K91.1   8) K80.20

9) K81.9   10) K56.3   11) K26.6   12) F45.3

13) K44.1   14) K72.10   15) B00.80 † K77.0*

제4과 XII. 피부질환

1) L27.0   2) D18.00 M9120/0   3) D22.9 M8727/0

4) L81.1   5) L59.8   6) L21.9

7) A38   8) D69.38   9) R23.3

10) L90.5   11) L91.09   12) L02.92

13) L57.8   14) L57.0   15) M34.8

제4과 XIII. 근골격계 질환

1) M32.9   2) M17.1   3) M30.3

4) M21.17   5) M81.89   6) M06.9

7) M43.12   8) M54.12   9) M45.6

10) M51.2   11) M61.12   12) M66.16

13) A54.4 † M68.0*   14) A52.7 † M73.1   15) M60.98

제4과 XIV. 비뇨생식기 질환

1) N20.0   2) N13.39   3) N18.3   4) N40.0

5) N18.5   6) N98.1   7) N92.0   8) N48.60

9) N39.0   10) N20.1   11) N18.3   12) N13.4

13) N13.6 B95.5   14) N02.0   15) N13.0

제4과 XV. 임신, 출산 및 산후기

1) O04.9   2) O72.1   3) Z35.2   4) O13

5) O00.1   6) O44.1   7) O60.1, O80.1   8) O14.1

9) O60.1, O80.0   10) O14.1   11) O14.0   12) O13

13) O62.2   14) O72.1   15) O35.0

제4과 XVI. 출산전후기에 기원한 특정 병태

1) P83.5   2) P22.0   3) P07.14, O36.5   4) P26.9

5) A5439   6) P54.3   7) P02.1   8) P37.0

9) P59.0   10) P59.9   11) P60   12) P61.2

13) P74.1   14) P52.3   15) G25.3

제4과 XVII. 선천성 질환

1) Q18.1	2) Q36.8	3) Q81.0	4) Q25.0
5) Q76.2	6) Q21.2	7) Q54	8) Q85.0 M9540/1
9) Q36	10) Q77.5	11) Q84.3	12) Q38.3
13) Q83.3	14) Q43.1	15) Q66.0	

제4과 XVIII. 달리 분류되지 않은 검사 이상소견

1) R23.3	2) R58	3) R21	4) R06.09
5) R50.9	6) R56.0	7) R00.1	8) R73.9
9) P11.0	10) R57.2	11) R40.1	12) R32
13) R29.0	14) R77.1	15) R96.0	

제4과 XIX. 손상, 중독, 외인

1) S82.320	2) S72.90	3) S22.440, S72.120, S02.690
4) S93.0	5) S01.40, S36.0	6) S82.820
7) S06.00	8) T02.9	9) T25.2
10) Y84.2, T66	11) X31.9, T68	12) T79.4
13) T80.0, Y62.1	14) Y83.2	15) T90.0

제4과 XX. 질병 이환 및 사망의 외인

1) T54.3	2) S82.44, W10.9	3) S06.09, W01.0
4) S72.09, W01.0	5) S61.0	6) V14.1
7) V81.4	8) W02.3	9) W78.9
10) W79.9	11) W20.6	12) T63.9, X25
13) Y35.2	14) Z51.3	15) W03.4

제4과 XXI. 보건서비스에 영향을 주는 요인

1) Z35.5	2) Z22.5	3) Z01.3	4) Z80.7
5) Z83.8, Z82.4	6) Z01.5	7) Z50.2	8) Z90.1
9) B24	10) Z30.08	11) Z13.0	12) Z47.88
13) NEC Z50.8	14) Z30.08	15) Z63.7	

⟶ 참/고/문/헌

- 한국표준질병 사인분류(Korean Standard Classification of Diseases) 제1권 지침서
  (통계청, 대한의무기록협회 발행)
- 한국표준질병 사인분류(Korean Standard Classification of Diseases)
  제2권 지침서(Volume 2 Instruction Manual) (통계청)
- 한국표준질병 사인분류(Korean Standard Classification of Diseases)
  제3권 지침서(통계청, 대한의무기록협회 발행)
- 국제의료행위분류(ICD-9-CM Volume 3)(대한의무기록협회)